LE MÉMO ULTIME
DES SOIGNANTS

"© 2024, MEKHNACHE"
Independently published
ISBN : 9798333496553
Dépôt légal : Juillet 2024
Couverture réalisée avec Canva, Image de couverture unsplash

"Le Code de la propriété intellectuelle et artistique n'autorisant, aux termes des alinéas 2 et 3 de l'article L.122-5, d'une part, que les « copies ou reproductions strictement réservées à l'usage privé du copiste et non destinées à une utilisation collective » et, d'autre part, que les analyses et les courtes citations dans un but d'exemple et d'illustration, « toute représentation ou reproduction intégrale, ou partielle, faite sans le consentement de l'auteur ou de ses ayants droit ou ayants cause, est illicite » (alinéa 1er de l'article L. 122-4). Cette représentation ou reproduction, par quelque procédé que ce soit, constituerait donc une contrefaçon sanctionnée par les articles L. 335-2 et suivants du Code de la propriété intellectuelle."

Malek MEKHNACHE

LE MÉMO ULTIME
DES SOIGNANTS

Tout ce qu'il faut savoir
quand on exerce dans la santé

Introduction

"Le Mémo Ultime des Soignants" est un guide clair et concis pour optimiser votre pratique de soignant, il est votre allié indispensable pour la pratique de tous les jours surtout quand on est amené à changer de service souvent. Il comporte les informations les plus importantes pour garder le cap quel que soit le service. Il est organisé par grande fonction et dans l'ordre de priorité optimal établi par le Docteur Peter SAFAR, père de la réanimation cardiorespiratoire. Vous ne pourrez plus passer à côté d'une urgence vitale en suivant cet ordre :

*Démarrez avec les **constantes** pour identifier rapidement toute anomalie.*
Maîtrisez les équipements pour prendre en charge les détresses vitales (respiratoires et circulatoires) :
Les équipements d'assistance respiratoire *(oxygénation et ventilation mécanique) puis les équipements pour abords parentéraux destinés à l'hydratation et au remplissage vasculaire du patient. Les équipements pour **l'assistance circulatoire mécanique** sont tout de même abordés mais leur utilisation relève de services très spécialisés (soins intensifs cardiologiques et chirurgie cardiaque).*
*Les **équipements utilisés pour l'alimentation et l'élimination** sont tout de même importants à connaître vu la fréquence de leur utilisation.*

Et ce n'est pas tout !

À la fin, trouvez :
   Un récap sur les examens biologiques.
   *Un **lexique minimaliste**.*
   *Équipements en images : 5 pages **d'images** qui regroupent les équipements à connaître absolument !*
   ***Scores** : Utilisez les scores adaptés à chaque situation pour des décisions éclairées.*
   *Récap sur les **isolements**.*

Toutes ces informations regroupées sous un petit format

Constantes

La prise des constantes (physiologiques) fait partie de l'examen clinique médical et de la surveillance clinique infirmière.

Permet de se faire rapidement une idée objective de l'état du patient, la normalité des constantes permet de rassurer le patients et sa famille

Et une anomalie permet de s'orienter vers la fonction à explorer ou conduire à réaliser des examens complémentaires pour affirmer ou infirmer un diagnostic !

Fréquence cardiaque (FC)
Habituellement 60 à 80 battements / minute (chez l'adulte au repos)
Que l'on peut compter grâce au stéthoscope en auscultant les bruits du cœur
On parle de **tachycardie** si FC > 100 /min et de **bradycardie** si FC < 60 / min.
(certains retiennent le seuil de 50 / min.)

Pouls

60 à 80 pulsations / minute (chez l'adulte au repos)

Le **pouls** est la **pulsation** perçue par la **palpation** à l'aide de l'index et du majeur (jamais le pouce[1]) **d'une artère** superficielle qui témoigne de **l'activité** mécanique efficace du **cœur** et de la perméabilité des artères (surtout après un cathétérisme ou une chirurgie vasculaire.

Tension ou Pression artérielle (PA)
La Pression artérielle doit être ≤ 140/90 mmHg pour un adulte au repos.
Selon l'OMS au-dessus de 140/90 mmHg, on parle d'hypertension artérielle mais une seule mesure ne suffit pas pour poser le diagnostic d'HTA.

Pour parler d'HTA il faut :
– Effectuer des mesures répétées de PA qui doivent êtres élevées (+/- confirmation avec MAPA),
– faire un bilan d'atteinte des organes cibles (rein, cœur, œil, ± carotides...)
– identifier le stade de l'HTA (en fonction des valeurs de la PA)
– évaluer le risque cardiovasculaire global

Et en dessous de 90 mmHg de PA systolique on parle d'hypotension artérielle.
Une PA diastolique ≤ 60 mmHg est considérée comme basse.

Température (t)
Les valeurs normales généralement admises sont de 36,5° C à 37,5° C.

---

[1] Car risque de percevoir son propre pouls !

Constantes

Ces valeurs peuvent varier en fonction du site de mesure :
en tympanique ou en buccal un 35,7° C est accepté.

On parle d'hypothermie en dessous de 36,5° C

On parle de fièvre ou d'hyperthermie au dessus de 38,5° C (38,2° C pour certains)

Fréquence respiratoire (FR)

16 à 20 mouvements /minute pour un adulte au repos.
(20 / min chez l'enfant et 30 / min chez le nourrisson)

On parle de polypnée au-delà de 20 / min. (chez l'adulte)
Peut être liée à la douleur ou au stress du patient, comme elle peut venir d'une insuffisance respiratoire (si associée à d'autres signes de détresse respiratoire).

Et de bradypnée en dessous de 12 / min. (chez l'adulte)
Peut être liée à un épuisement respiratoire annonçant un arrêt respiratoire imminent ou due à l'action des drogues sédatives telles que les benzodiazépines ou les morphiniques.

On compte les mouvements respiratoires en observant le thorax, parfois on peut poser la main sur l'abdomen si les mouvements du thorax ne sont pas amples.

SpO2

= Saturation périphérique (ou pulsée) en oxygène.

Une SpO2 < 90% ⇒ insuffisance respiratoire

Norme SpO2 ≥ 95% (chez le sujet normal)

Chez un insuffisant respiratoire chronique on accepte des valeurs de 88 à 92% de SpO2
Pour que la valeur de la SpO2 soit fiable, il faut que le signal de pouls soit pulsatile et l'index de perfusion noté PI soit supérieur à 0,3 (sinon se fier à la clinique).

	Vérifier grâce à la courbe que le signal est pulsatile, attendre que la valeur de SpO2 se stabilise et garder en mémoire que les valeurs données par ces dispositifs ne sont valides que si l'index de perfusion (souvent noté PI) > 0,3. (En dessous de 0,3 il ne faut pas les prendre en considération, c'est la clinique qui prime).
PI = 4,5 dans cet exemple	

- En cas de **vasoconstriction périphérique** (due au froid ou à l'usage de vasoconstricteur ou à un syndrome de Raynaud …) on ne peut pas avoir de mesure fiable au doigt, dans ces cas ou pourrait essayer de placer un capteur de SpO2 au niveau de l'oreille (à condition qu'il soit adapté).

- L'injection de certaines **substances** (bleu de méthylène) peut fausser la mesure et donner une SpO2 artificiellement basse.

- Par ailleurs il ne faut pas perdre de vue que la PaO2 attendue dépends de l'âge : **PaO2 attendue = 102 – (0,3 x âge)**
⇒ à 20 ans PaO2 attendue = 102 – (0,3 x 20) = 99 mmHg
mais à 100 ans PaO2 attendue = 102 – (0,3 x 100) = 72 mmHg

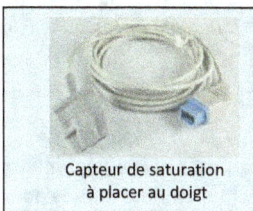
Capteur de saturation à placer au doigt

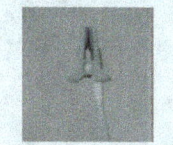
Capteurs de saturation à placer sur l'oreille

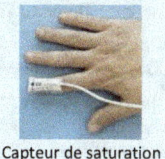
Capteur de saturation collant

Diurèse

La diurèse désigne le volume de la sécrétion urinaire sur 24 h
Généralement = 800 à 1500 ml/jour (1 ml/kg/h).

<u>Lexique lié à la diurèse</u>

Anurie = diurèse ≤ 300 ml / jour (ce n'est pas obligatoirement zéro diurèse)
Oligurie = diurèse < 500 ml / jour.
Polyurie = diurèse > 2000 ml/jour
(retrouvée en cas de potomanie, de traitement diurétique, ou de diabète…)
Dysurie = difficulté à uriner
Pollakiurie = miction fréquente mais peu abondante

Remarques importantes :

- Lors d'un **sondage sur rétention vésicale aiguë** on ne doit pas laisser la vessie se vider trop rapidement car il existe un risque ***d'hématome à vacuo*** ⇒ Vider la vessie en plusieurs fois (clampage tous les 400 ml).
- Un **traumatisme du bassin** ou de l'urètre sont une **contre-indication au sondage de vessie** (dans cette situation on doit recourir au cathétérisme sus-pubien = mise en place d'une sonde de cystostomie).
- Surveiller le **syndrome de levée d'obstacle** et compenser par du sérum isotonique par voie intraveineuse, à demi-volume au-delà de 2000 mL de diurèse.

Les équipements

La prise en charge d'un patient nécessite souvent l'utilisation d'équipements pour l'examiner (stéthoscope, tensiomètre, thermomètre, …)

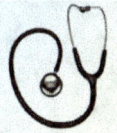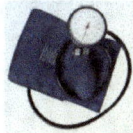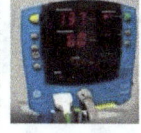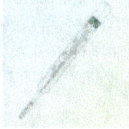

mais aussi pour le prendre en charge :

Respiration

- s'il présente une insuffisance respiratoire en lui administrant de l'oxygène grâce aux dispositifs destinés à cet usage (qu'il faut connaitre) ou en le ventilant ou en le branchant sur une ECMO[2]
- ou en posant un abord vasculaire pour réhydrater un patient qui n'est plus en mesure de s'hydrater ...

Pour être le plus efficaces que possible nous présenterons les équipements pour le diagnostic et la surveillance mais aussi les équipements utilisés pour les soins.

L'ordre choisi pour les présenter est l'ABC des secouristes :
Airway = Voies aériennes
Breathing = respiration / ventilation
Circulatory = circulation

Respiration

Comment déceler ou surveiller des problèmes respiratoires ?

La clinique
Fréquence respiratoire
Peut-être **monitorée** (surveillée automatiquement) grâce aux électrodes ECG du scope.

16 à 20 mouvements /minute pour un adulte au repos.

On parle de **polypnée** au-delà de 20 / min.
> Ce qui oriente vers une inefficacité de l'appareil respiratoire à assurer ses fonctions d'oxygénation et/ou d'élimination du CO2.

Et de **bradypnée** en dessous de 12 / min.
> Oriente vers un problème de la commande centrale (effet des drogues anesthésiques ou sédatives sur les centres respiratoires) ou épuisement musculaire majeur (prélude à l'arrêt respiratoire).

Mouvements respiratoires
Témoignant de difficultés respiratoires (dyspnée)
* un **balancement thoraco-abdominal** (dépression inspiratoire du thorax)
indique des difficultés respiratoires (et est en faveur d'une obstruction des voies respiratoires hautes).
* un **tirage** sus sternal.
* une contraction des **muscles** respiratoires **accessoires**
* **battement** des ailes du nez
* Un soulèvement non symétrique du thorax est aussi suspect !
(oriente vers un épanchement pleural)

---

[2] ECMO = Extra Corporeal Membrane Oxygenation, qui est une procédure invasive

Respiration

Position
Un patient qui ne peut pas s'allonger, et se sent obligé de rester assis pour respirer est un signe de détresse respiratoire.

Sueurs
Témoigne souvent d'une augmentation rapide du CO_2 le patient est trempé, même les pansements ont tendance à se décoller...

Coloration
L'appréciation clinique de la coloration est peu précise (préférer la SpO2), quand le patient est cyanosé c'est déjà grave (la cyanose apparaît pour une SpO2 aux environs de 80 % chez l'adulte).

Mesure de la SpO2
La SpO2 (saturation périphérique en oxygène) reflète de l'état d'oxygénation du patient.

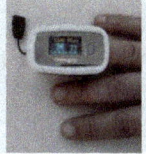

La mesure de la SpO_2 grâce à un **saturomètre** permet une appréciation plus précise[3], quantitative et chiffrée de l'état d'oxygénation du patient.

On peut surveiller l'efficacité du traitement et voir si la saturation augmente, reste stable ou diminue.

La mesure de la SpO2 permet de sortir du "cyanosé" (= très grave) ou "**coloration normale**" (peu fiable et ne veut pas dire grand-chose car n'exclut pas un problème débutant et ne permet pas de suivre l'évolution d'une situation vers l'amélioration ou non ce qui est rendu possible maintenant par l'utilisation des saturomètres).

Avoir un saturomètre, permet de prendre une orientation thérapeutique adaptée[4] rapidement et de ne pas être obligé d'attendre les résultats de la **gazométrie**[5].

*Par ailleurs de nos jours les patients sont plus rassurés par les appareils que par les soignants, alors montrer une **SpO2 normale** au patient permet tout de suite de le rassurer et d'apaiser son angoisse ...*

---

[3] 2% de marge d'erreur si SpO2 > 90 % mais quand le capteur est déconnecté il affiche 85% et deviens peu fiable pour SpO2 < 80%

[4] MHC, chariot urgence, gazo ou simplement rassurer le patient.

[5] La gazométrie demeure l'examen de référence permettant de prendre une décision thérapeutique raisonnée.

Respiration

Gazométrie

L'examen biologique de référence pour le diagnostic des problèmes respiratoires est la gazométrie artérielle ou gaz du sang

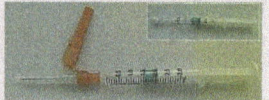

= **Examen biologique**
⇒ prise de sang artériel +++, parfois très difficile à obtenir, surtout lors de contrôles réguliers[6] suite à l'apparition d'hématomes au point de ponction.

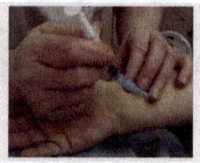

Assistance

Pour savoir assister la fonction respiratoire, il faut savoir le pourquoi de la respiration !

Tout le monde sait qu'on respire pour s'oxygéner (apporter de l'oxygène aux cellules, et permettre leur fonctionnement) mais on oublie souvent que l'on respire aussi pour éliminer le CO_2 produit par le fonctionnement des cellules.

L'hypercapnie isolée (non associée à une hypoxie) ne tue pas, par contre l'hypoxie ⇒ mort, c'est pour cela que c'est le traitement de l'hypoxie qui prime, l'hypercapnie peut provoquer la somnolence et une acidose (respiratoire qui est réversible par la ventilation mécanique).

Cette acidose peut entraîner des problèmes hémodynamiques (hypotension) et rendre inefficace les catécholamines (adrénaline, noradrénaline dobutamine) mais pas le décès du patient.

Pourquoi pas plus de 2 litres chez un insuffisant respiratoire chronique ?

Habituellement on ne doit pas administrer plus de 2 l/min. d'oxygène à un insuffisant respiratoire chronique à cause du risque de le mettre en acidose hypercapnique car ses centres respiratoires ne réagissent plus à l'hypercapnie et sa respiration n'est stimulée que par l'hypoxie !
C'est pour cela que l'oxygène doit être administré avec mesure et les objectifs de SpO2 plus modestes (entre 88% et 92%).

Dans un contexte d'hypoxie manifeste (SpO2 < 80% + mauvaise tolérance clinique), on peut s'affranchir (temporairement) de cette limitation et mettre l'oxygène d'emblée au maximum : MHC à 15 L/min, jusqu'à retrouver des valeurs raisonnables (90 à 92%) de SpO2.

---

[6] C'est pour cela qu'en réanimation on a tendance à poser un kt artériel ce qui permet des contrôles réguliers sans abîmer le site ou faire mal au patient.

Administration d'oxygène

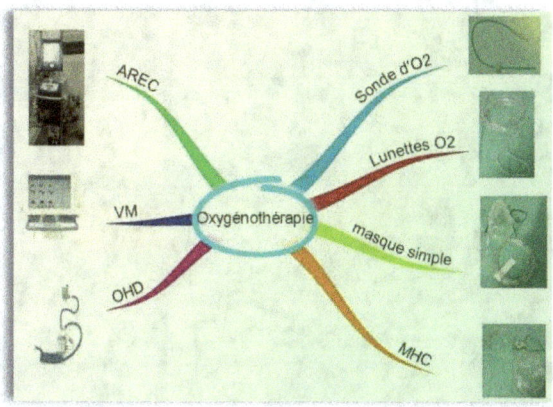

Pour augmenter l'oxygène dans le sang (PaO2) il suffit généralement d'enrichir le mélange gazeux inspiré avec de l'oxygène (FiO2[7]) mais c'est plus compliqué d'éliminer le CO2 car pour cela il faut augmenter les mouvements respiratoires (la ventilation minute).

Indications
L'oxygénothérapie est indiquée devant toute détresse respiratoire aiguë.
SpO2 < 90 % ou une PaO2 < 60 mm Hg, sont les seuils habituellement reconnus pour administrer de l'O2

Contre-indications
Aucune

Effets indésirables
↗ PaCO2 (hypercapnie)
Ce risque est limité par le maintien de la SpO2 entre 90 et 95%,
Ne constitue pas une contre-indication à l'oxygénothérapie, maîtrisé par le contrôle de la gazométrie artérielle.

Surveillance
Monitoring continu de la SpO2
Gazométrie (30 min à 2 h après début O2),
(si acidose respiratoire ⇒ ventilation mécanique).

---
[7] FiO2 = Fraction inspirée en oxygène

Administration d'oxygène

Arrêt
PaO2 en air ambiant > 60 mm Hg ou SpO2 en air ambiant > 90 %

Hiérarchie des moyens utilisés pour apporter de l'oxygène

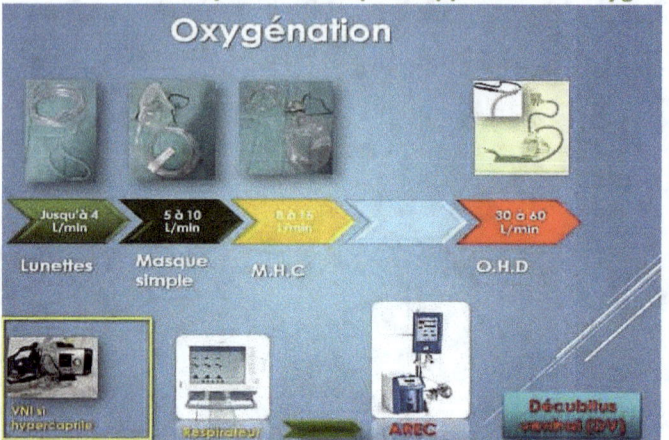

Dispositifs utilisés pour l'administration d'oxygène

Débitmètres d'oxygène
Ne pas oublier que pour administrer de l'oxygène on a besoin d'un débitmètre spécifique (car il existe aussi des débitmètres pour l'air comprimé, pour le vide et le protoxyde d'azote) qui doit être branché sur une prise murale d'oxygène
Généralement les obus d'oxygène ont un débitmètre intégré.

Il existe différents modèles de débitmètre :
- à bille (le débit correspond au milieu de la bille),
- à pointeau (la lecture du débit correspond au sommet du plateau)
- et d'autres plus simples à lire (le débit est affiché sur une fenêtre).

Équipements du patient

Lunettes à oxygène

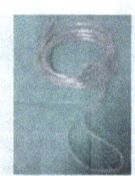

Faible débit : 1 à 5 L/min.
au-dessus de 6 L/min n'augmente plus la FiO$_2$ (et la SpO2 du patient ne monte plus), de plus le patient ressent un inconfort causé par le flux d'air froid et sec dans les narines.

FiO$_2$: 24 à 40 % (Fraction inspirée en Oxygène).
Ont l'avantage d'être confortables et généralement bien tolérées par

Administration d'oxygène

les patients mais sont inefficaces quand le patient garde la bouche ouverte.

- Penser à la sonde nasale d'oxygène dans ce cas vu que le débit d'oxygène est insuffisant pour un masque simple et si le patient enlève les lunettes il est bien possible qu'il enlève le masque qui peut lui donner en plus la sensation d'étouffer.

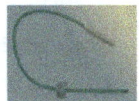

- Ne pas oublier que l'agitation est un signe de gravité lors d'une insuffisance respiratoire ⇒ réevaluer la situation

Masque simple

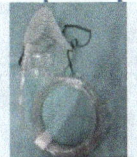

Limites : 5 – 10 L/min. **FiO2 : 40 à 60 %**
Le masque simple est muni d'ouvertures latérales qui permettent l'évacuation du CO2 expiré mais si le débit d'O2 < 4 L/min le risque de ré-inhalation du CO2 expiré demeure.

Mal toléré par les patients hypercapniques (leur donne la sensation d'étouffer même s'il est plus efficace sur l'oxygénation que les lunettes).
Lors de l'usage des masques le débit doit être > 4 L/min pour éviter le phénomène de la réhinalation de l'air expiré.

Humidification

Ne pas oublier l'humidification, sur ce type de dispositifs (lunettes, masque et sonde nasale), au-dessus de 2 L/min ou au-delà de quelques heures, surtout quand les patients sont fragiles sur le plan respiratoire.

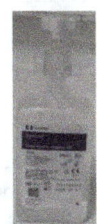

Au-delà de 6 L/min, il est difficile de rajouter un dispositif d'humidification passif (type AQUAPACK®) à cause des sifflements qui peuvent êtres générés par le débit élevé d'oxygène.

Masque à haute concentration

Débit = 8 L/min – 15 L/min. **FiO2 : 40 à 90%** (Fraction Inspirées en Oxygène).

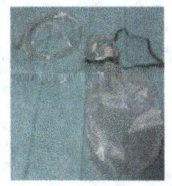

Le Masque à Haute Concentration est muni d'un réservoir souple qui permet un enrichissement à presque 90% (cela dépend du débitmètre et de la ventilation minute du patient) en oxygène de l'air inspiré (à brancher sur la source d'O2).

Inconvénients

Inconfortable, gêne la toux, empêche l'alimentation
A utiliser en **1ᵉ intention** lors des désaturations

Élimination du CO2

(il sera toujours temps de passer au masque simple ou aux lunettes, une fois le cap de l'urgence dépassé et le diagnostic de l'origine de cette <u>désaturation</u> établie et de préférence éliminée).
Son utilisation en service permet de se donner le temps de prendre un avis en réanimation.

Oxygénothérapie à haut débit (OHD)

Débit = 30 – 60 L/min.
La FiO$_2$ réglable avec précision jusqu'à 100% (sur les respirateurs qui disposent de ce mode et sur OPTIFLOW®).

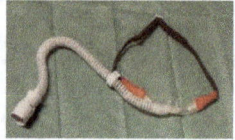

Certains respirateurs de réanimation proposent cette fonctionnalité (ce qui permet de garder les mêmes tubulures[8]) mais des dispositifs spécifiques existent.

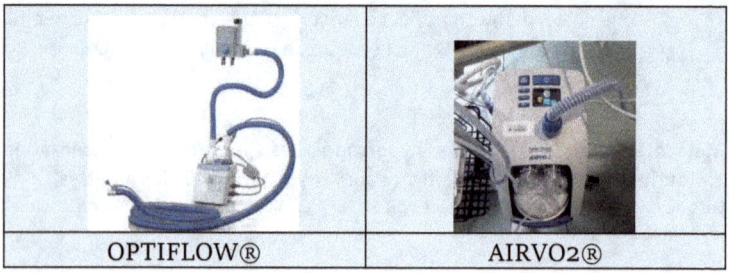

| OPTIFLOW® | AIRVO2® |

Élimination du CO2

L'élimination du CO2 nécessite une ventilation mécanique, qu'elle soit invasive ou non invasive.
et dans des cas extrêmes une assistance respiratoire extracorporelle telles que l'ECMO ou l'ECCO2R

En plus des détresses respiratoires sévères résistantes aux techniques d'oxygénothérapie habituelles, la ventilation mécanique s'impose dans les acidoses respiratoire (pH < 7,35 + PaCO2 > 45 mmHg).
On parle de ventilation invasive ou non selon l'interface utilisée
- dans le cas d'une sonde d'intubation trachéale, d'une canule de trachéotomie ou d'un masque laryngé, on parle de **ventilation invasive**.

---

[8] Ne pas oublier de débrancher la branche blanche (expiratoire).

Élimination du CO2

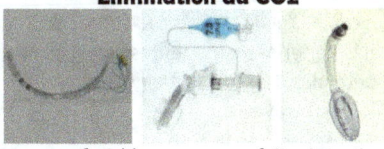

- dans le cas d'un masque facial (avec ou sans fuites intentionnelles), on parle de ventilation non invasive (VNI)

Interfaces utilisées pour la VNI

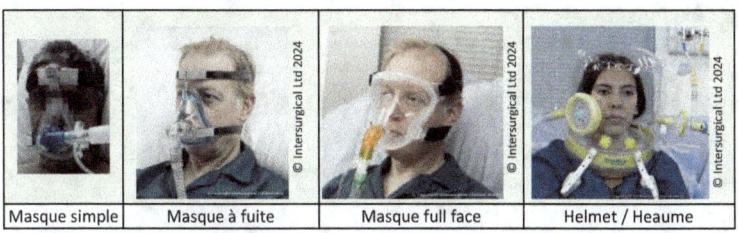

| Masque simple | Masque à fuite | Masque full face | Helmet / Heaume |

Montage d'une VNI

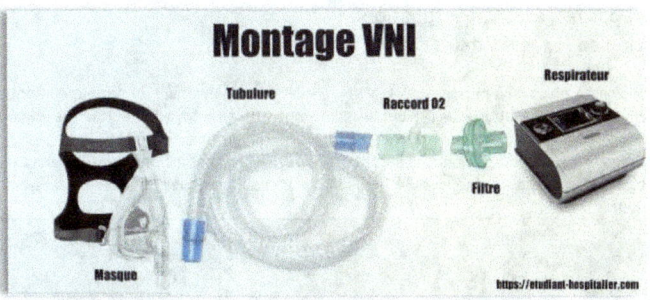

Indications formellement validées de VNI ou de VS-PEP
- Exacerbation aiguë de BPCO avec acidose respiratoire (pH < 7,35)
- OAP
- Hypoxémie postopératoire de chirurgie lourde
- Prévention de l'insuffisance respiratoire post-extubation.

Contre-indications de la VNI
- Environnement inadapté, expertise insuffisante de l'équipe
- Patient non coopérant, agité, opposant à la technique
- Coma (sauf coma hypercapnique de l'insuffisance respiratoire chronique)
- Épuisement respiratoire
- État de choc, ou après un arrêt cardiorespiratoire

Élimination du CO2
- Pneumothorax non drainé, plaie thoracique soufflante
- Obstruction des voies aériennes supérieures (sauf SAOS ou laryngo-trachéomalacie)
- Vomissements incoercibles, Hémorragie digestive haute
- Traumatisme crâniofacial grave

Critère d'échecs de la ventilation non invasive (VNI)
- Inefficacité de la VNI à faire disparaître les signes de détresse respiratoire aiguë ou à corriger les anomalies gazométriques
- Apparition d'une contre-indication à la VNI

Avantages de la VNI
- Améliore la ventilation pulmonaire (augmente le volume et le débit d'air qui circule dans les alvéoles du patient ⇒ augmente l'élimination du CO2) grâce à l'AI
- Empêche la fermeture des alvéoles grâce à la (PEP) ⇒ améliore l'oxygénation.
- Plus facile à mettre en œuvre et peut permettre d'éviter la ventilation invasive (et ses complications)

Inconvénients de la VNI
- Nécessite la coopération du patient
- Nécessite une équipe expérimentée
- Ne doit pas retarder une intubation
- Attention au repas (**loin des repas**)

* On a de plus en **plus souvent recours à la VNI** (Ventilation Non Invasive) en première intention avant d'envisager la Ventilation Invasive qui nécessite une **intubation trachéale** (qui est un geste salvateur non dénué de risque et dont la préparation doit être méticuleuse).

* **On utilisera de petits respirateurs de domicile** (souvent équipés de masques à fuites plus confortables que les masques classiques[9] ± humidificateur chauffant (que l'on doit remplir avec de l'eau stérile).

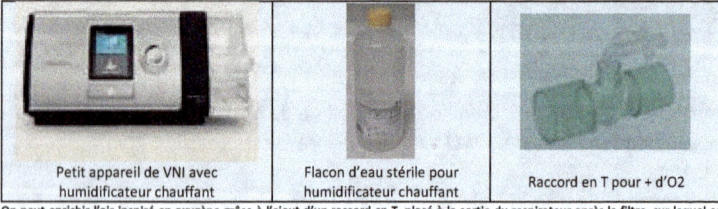

| Petit appareil de VNI avec humidificateur chauffant | Flacon d'eau stérile pour humidificateur chauffant | Raccord en T pour + d'O2 |

On peut enrichir l'air inspiré en oxygène grâce à l'ajout d'un raccord en T, placé à la sortie du respirateur après le filtre, sur lequel on branche une source d'oxygène

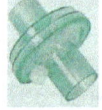

Filtre échangeur de chaleur et d'humidité (FECH) que l'on utilise sur le circuit s'il ne possède pas de système d'humidification.
Permet de récupérer une partie de l'humidité expirée par le patient.

---

[9] Les masques classiques utilisés avec les anciens respirateurs avaient l'inconvénient de nécessiter un ajustement parfait pour éviter les fuites ce qui causait fréquemment des lésions cutanées

Ventilation mécanique
Certains respirateurs de réa possèdent un mode VNI
(Alarmes de fuites plus larges + compensation automatique des fuites).

Ventilation mécanique

La fonction respiratoire est une fonction vitale dont la suppléance peut être assurée par la ventilation mécanique.

Quelques rappels

La respiration physiologique
La respiration spontanée est une ventilation en pression négative.
Ce sont les mouvements du diaphragme et de la cage thoracique qui créent une pression négative intrathoracique entraînant un appel d'air dans les poumons.

Ventilation artificielle
La ventilation artificielle est par définition anti physiologique du fait qu'elle est en pression positive, insufflation d'air dans les poumons.

Buts de la ventilation mécanique
Apporter l'oxygène et éliminer le CO_2 en évitant les complications.

Modalités ventilatoires

Classiquement on distingue les modes :
Contrôlés (les plus anciens) en volume ou en pression (VC / PC)
VC = Volumes Contrôlés / PC = Pression Contrôlée

Assistés / Contrôlés
Permettent au patient d'initier un cycle inspiratoire qui va être assisté par la machine.

Spontanés (mode sevrage le plus utilisé)
= Ventilation Spontanée + Aide Inspiratoire (VS – AI) : dans ce mode tous les cycles sont déclenchés par le patient mais ce mode nécessite un mode de secours (qui peut être une VAC ou une PAC) qui doit être réglé par avance (appelé ventilation d'apnée ou de secours) et qui doit se déclencher en cas de fatigue respiratoire (durée d'apnée qui doit être réglée, par défaut elle se déclenche après 8 secondes d'apnée)

Comment régler un respirateur

On doit d'abord choisir un mode ventilatoire
Le mode ventilatoire peut être : contrôlé, assisté ou spontané

Contrôlé en Volume (VC = Volume Contrôlé) ou en **pression** (PC = Pression Contrôlée)
Assisté (cycle déclenché par le patient) / **Contrôlé** (cycle déclenché par la machine) *en volume : VAC/VACI/VVMI/VIV … ou en pression : PAC / PACI*

Spontané (VS-AI + PEP) = tous les cycles sont déclenchés par le patient

Ventilation mécanique
Régler les paramètres communs à tous les modes (FiO2, PEP)

FiO2

= Fraction inspirée en oxygène ; Son augmentation permet d'améliorer l'oxygénation du patient.

PEP

= Pression expiratoire positive, permet d'améliorer l'oxygénation, en maintenant les alvéoles ouvertes, limite les risques de l'atélectraumatisme causé par l'ouverture et la fermeture des alvéoles. Réduire le travail respiratoire du patient (en lui permettant de vaincre les résistances et l'inertie de la machine).

Inconvénients de la PEP :
Les PEP élevées sont mal tolérés chez les patients faiblement sédatés.
La PEP diminue le Retour Veineux (ce qui est très utile pour les patients en OAP avec HTA) mais à utiliser avec prudence chez les patients en hypotension

Régler les alarmes
* Quand on règle des **volumes** on doit surveiller les **pressions**
* Quand on règle des **pressions** on surveille les **volumes**
* Quand on règle un mode spontané on doit surveiller **l'apnée** (et régler un mode de secours en cas d'apnée).

Observer la tolérance et l'adaptation
Clinique : Est-ce qu'il y a des asynchronies ou des mouvements de lutte du patient contre le respirateur,
* Est-ce que la ventilation du patient est synchronisée au respirateur,
* Le patient ne lutte pas contre le respirateur :
* Le respirateur délivre trop vite ou trop de volume (alarmes de pression haute)

L'apparition de sueurs profuses (témoin clinique de l'hypercapnie, de même que le priapisme chez l'homme témoigne cliniquement d'une acidose).

Surveillance / monitorage
On surveille le circuit respiratoire
- Coudures, débranchements, humidité ou sécrétions dans les tubulures
- Alarmes de l'humidificateur (et est-ce que l'humidificateur est bien mis en route)
- Pas d'erreur de montage du circuit :

Pas de filtre (FECH) si **humidificateur** chauffant, car le filtre empêche l'humidité générée par l'humidificateur d'arriver au patient et s'obstrue rapidement par l'humidité provenant des 2 côtés (patient et cascade chauffante) ⇒ augmentation très importante des pressions.

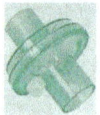

Les alarmes du scope patient
SpO2 et EtCO2 si disponible
- Surveiller la saturation (et la capnie si disponible) puis de contrôler la gazométrie après 20 minutes pour savoir si les réglages sont adaptés au patient.
- Pour les patients en détresse respiratoire des gazométries sont prélevées régulièrement (2 ou 3 fois par jour) et en cas de changement de situation clinique (ou de réglages du respirateur).

Ventilation mécanique

Les alarmes et les courbes du respirateur
- Alarmes de pression et de volumes
- Courbes de pression et de débit
- Spirométrie expiratoire
- **Alarmes** du respirateur,
- Vérifier les **courbes**, la spirométrie et les pressions si elles sont conformes aux attentes, est-ce que les volumes réglés sont réellement délivrés et ajuster éventuellement les réglages.

Les contraintes habituelles :
- Plus le Vt est élevé plus les pressions augmentent
- ↗ FR tend à ↘ la **Ve** réelle

(car ↗ la ventilation de l'espace mort = Vd) ⇒ ↘ l'élimination du CO_2

Petit lexique de la ventilation mécanique
FR = Fréquence respiratoire. ;
Vt = tidal volume, correspond au volume courant (= volume de l'insufflation)
Ve = ventilation minute (= Vt x FR)
Vd = Dead volume ou volume mort : volume d'air qui reste dans les conduits et qui ne participent pas aux échanges respiratoires[10].

Modes ventilatoires les plus courants

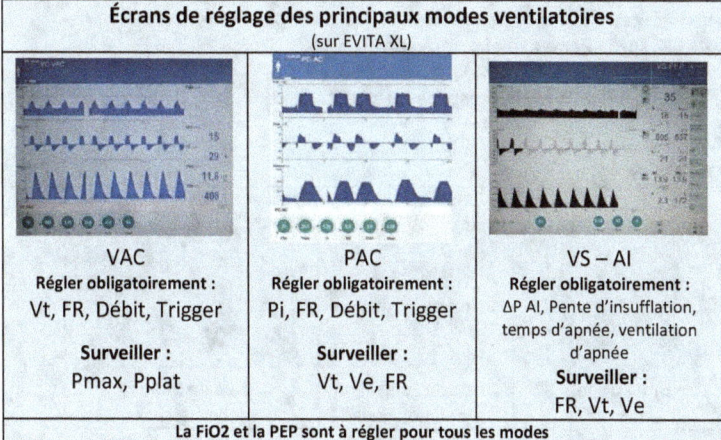

Écrans de réglage des principaux modes ventilatoires (sur EVITA XL)		
VAC	**PAC**	**VS – AI**
Régler obligatoirement : Vt, FR, Débit, Trigger	Régler obligatoirement : Pi, FR, Débit, Trigger	Régler obligatoirement : ΔP AI, Pente d'insufflation, temps d'apnée, ventilation d'apnée
Surveiller : Pmax, Pplat	Surveiller : Vt, Ve, FR	Surveiller : FR, Vt, Ve
La FiO2 et la PEP sont à régler pour tous les modes		

---

[10] Comme le circuit du respirateur, la sonde d'intubation ou la trachée

Drainage thoracique

Le **drainage pleural** (le terme drainage thoracique est souvent utilisé abusivement à la place) est **l'évacuation** d'une collection liquidienne ou aérienne intra-pleurale, à l'aide d'un drain (tube souple) raccordé, le plus souvent, à un système antiretour ou d'aspiration.

Préparation du patient

Information (± prémédication) + installation (main derrière la tête)

Position pour drainage pleural →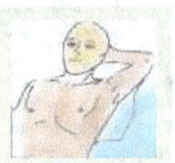

Préparation du champ opératoire
(Selon le site de drainage) :
- **2ᵉ EIC sur la ligne médio-claviculaire**
(épanchements aériques) risque de cicatrice disgracieuse sur le devant du thorax.
- **4ᵉ EIC sur la ligne axillaire moyenne**
(plus pour les épanchements liquidiens)
- Abord écho guidé (EIC = espace intercostal)

Matériel
Drains (types)

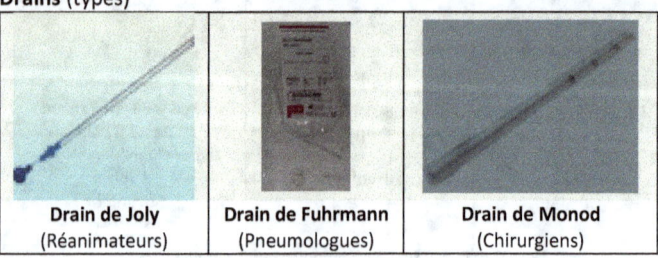

Drain de Joly	Drain de Fuhrmann	Drain de Monod
(Réanimateurs)	(Pneumologues)	(Chirurgiens)

Monod
(⇒ rajouter un trocart de Monod adapté à la taille du drain)
c'est le drain thoracique des chirurgiens (technique chirurgicale pour la mise en place) (en général de 22 à 28 F)

Drainage thoracique

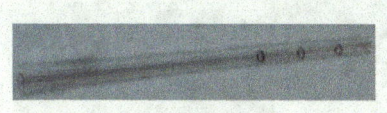
Drain de Monod

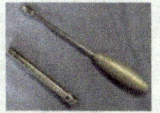
Trocart de Monod

Joly (« aiguille à tricoter ») c'est plus le drain des réa
(muni à l'intérieur d'un mandrin à bout mousse pour pouvoir l'introduire)
On pose en général du 14 F ± 5 mm Ø, pour les épanchements aériques.

Fuhrmann (« queue de cochon ») c'est plutôt le drain des pneumologues
(mis en place par la méthode de Seldinger)

Branchements

Le drain une fois inséré dans l'espace pleural doit être raccordé soit :

à un **bocal d'aspiration** qui peut être **laissé à l'air** (déclive) ou **mis en aspiration** (vide mural ou appareil d'aspiration spécifiques) ou bien raccordé à une **valve antiretour** (dite de « HEIMLICH ») reliée à un sac collecteur pour le transport du patient ou pour lui permettre une certaine mobilité.

Bocal ± aspiration

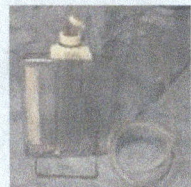
Bocal d'aspiration standard (type THORA SEAL®)

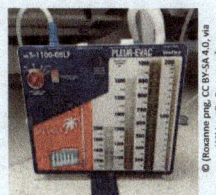
Système de drainage à aspiration sèche

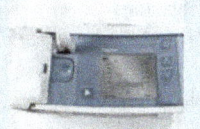
Dispositif numérique d'aspiration pas besoin de prise de vide

Attention à ne pas lever le bocal plus haut que le patient lors des transports !
(Risque de retour du liquide du bocal d'aspiration dans la plèvre, pour éviter ce problème il faut clamper le tuyau d'Argyle : pince à clamper sur compresses pour éviter d'abîmer le tuyau)

Système de drainage à aspiration sèche et joint sec (+++)

Ne nécessite pas d'eau pour le système antiretour, on peut tout de même en rajouter pour quantifier (en notant le nombre de colonnes (de 1 à 7) qui bullent) l'importance de la fuite d'air dans les épanchements aériques

Type PLEUR-EVAC® SAHARA® →

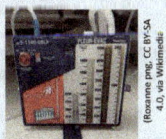

Sécurisé (même lors du renversement ou peut se trouver plus haut que le patient) par valve unidirectionnelle (empêchant le retour du liquide vers le patient).

Drainage thoracique

Valve + collecteur

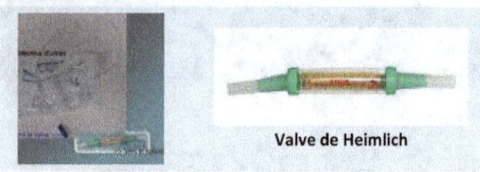
Valve de Heimlich

Valve antiretour + sac collecteur
le sac collecteur doit être percé quand il s'agit d'un pneumothorax

Surveillance

Bullage
Lors de l'évacuation d'un pneumothorax le drain thoracique (plutôt le liquide du bocal) doit buller en discontinu (un bullage continu évoque une brèche pleuro-pulmonaire ou qu'un des œillets du drain est sorti sous le pansement au lieu d'être dans l'espace pleural ou qu'il y a des fuites dans les connexions).

Niveau
S'il s'agit de l'évacuation d'un **épanchement liquidien** on doit surveiller le **niveau de liquide dans le bocal.** Noter le volume et mettre une marque chaque matin.

Changer le bocal 1 fois par semaine ou si plein au 3/4 (ou selon protocole du service).
Discuter du retrait du drain s'il ne donne plus (volume < 100 ml / jour ou 12h, selon les équipes).

Il faut **l'accord du chirurgien** si drainage postopératoire !

Oscillations
Le niveau du liquide oscille d'une manière synchrone avec les mouvements respiratoires.

Si le niveau n'oscille plus, cela peut indiquer que le **drain est exclu** :
⇒ obstruction des œillets avec de la fibrine (le drain n'assure plus sa fonction),
⇒ que le poumon est revenu à la paroi ou
⇒ que l'épanchement s'est tari.

Retrait

Quand ?
Absence de bullage et ré-expansion pulmonaire sur la radiographie pulmonaire de contrôle (pour les épanchements aériques)
Volume de sécrétions < 100 mL / 12 h ou 24 h (selon les équipes) pour les épanchements liquidiens.
Ou quand le **drain est exclu** (pas d'oscillations lors de la ventilation et un volume de sécrétions drainées nul).

<u>Certains réalisent une épreuve de clampage avant le retrait du drain :</u>
Clampage pendant 12 ou 24h puis contrôle de la radiographie thoracique pour être sûr qu'il n'y a pas de récidive de l'épanchement pleural.
En postopératoire, l'avis du chirurgien est requis

Comment ?
Sur **prescription médicale,**
sous aspiration continue pour éviter l'apparition d'un emphysème sous-cutané et par deux opérateurs (asepsie).
Lors d'une expiration forcée (patient en ventilation spontanée) ou fin d'inspiration ± pause

inspiratoire (patient en ventilation mécanique).

La **fermeture cutanée** doit être **immédiatement** lors de l'extraction du drain (tirer sur les files de la bourse pour refermer l'orifice).
Si pas de fil de bourse, fermer par un point en U (point de Donati)

Nettoyage antiseptique de la plaie puis application de **Bétadine gel** (ou de vaseline stérile) puis pansement sec.

Par qui ?
1 IDE + 1 médecin (pour les sutures)

Cas de la pneumonectomie

Ne pas mettre en aspiration un drain de pneumonectomie
car risque de déviation importante du médiastin du côté de l'intervention
⇒ mort subite par plicature de la Veine Cave Inférieure.

Il doit être impérativement en siphonnage !

Le drainage quand il est institué (durée < 48 heures) permet de :

– diagnostiquer un saignement postopératoire et
– d'empêcher une accumulation de liquide dans la cavité de pneumonectomie
(ce qui risquerait de faire dévier le médiastin du côté opposé à l'intervention et comprimer le poumon restant.)

Trachéotomie

Définition

La trachéotomie est une ouverture pratiquée de manière chirurgicale dans la trachée haute sous le larynx afin d'assurer la perméabilité des voies aériennes.

À différencier de la trachéostomie qui consiste à aboucher la trachée à la peau (généralement après une laryngectomie).

Trachéostomes

Équipements

Il existe différents types de **canules de trachéotomies** :
- **Avec ou sans ballon,**
- Armées ou non,
- **Fenêtrée ou non,**
- Chemisée ou non,

Fabriquées avec divers matériaux qui ont chacun leurs avantages et leurs

Trachéotomie

inconvénients,

Dans cette partie nous classerons ces équipements par type de matériau

Différents types
Canule en PVC :
Simple, à ballonnet et provisoire
(celle qu'on place juste après la trachéotomie)

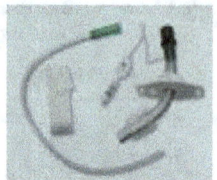

Canule en silicone :

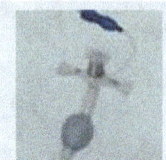

Souple et bien tolérée
(⇒ pas de lésions trachéales et les sécrétions n'adhérent pas) mais ballonnet poreux à l'air (réajuster souvent la pression de gonflage). certaines peuvent êtres gonflés à l'eau

---

Canules en acrylique :
Comparables aux canules en argent en matière de tolérance et moins coûteuses, mais plus fragiles.

Canules en argent :

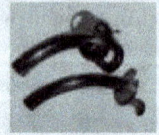

Non allergisantes, durables, résistantes à la contamination microbienne.
Mais rigides et coûteuses.
(n'ont pas de ballonnet)

Canule + chemise interne

Remarques
Ballonnet basse
Le **ballonnet basse pression** est devenu la norme (ballonnet ovale qui permet de répartir la pression sur une plus grande surface pour éviter les lésions ischémiques de la trachée)

On gonfle le ballonnet à la limite de fuite,
(sur respirateur Ve = Vi) certains proposent de limiter la pression à 18 mmHg mais souvent les manomètres de contrôles sont peu fiables).

Trachéotomie

Le **ballonnet** est utile pour **protéger** les voies aériennes supérieures des fausses routes chez les patients qui ont des **troubles de la déglutition** ou pour éviter les fuites chez les patients sous **ventilation mécanique**.

il ne sert en aucun cas à empêcher la canule de sortir.

Canule chemisée

Chemisée (avec ou sans ballonnet) choix entre chemises fenêtrées (pour permettre la phonation) ou non (pour la nuit).

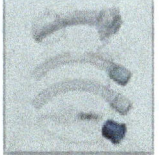

L'avantage majeur des canules chemisées c'est qu'elles préservent des bouchons (il suffit juste d'enlever la chemise interne et de la nettoyer parfaitement puis de la remettre)

elles n'imposent pas un changement de canule qui peut être périlleux dans certaines situations.

Système de fixation

Lac

C'est la fixation basique qui vient avec les canules en général
(Simple lanière tissée)

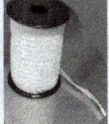

Bobine de Lac
(utilisée aussi pour fixer les sondes d'intubation, en protégeant le patient avec des compresses)

Scratch type Velcro®

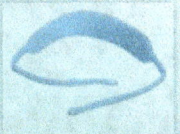

Fixation rapide, solide et réutilisable facilement (si non souillée),
c'est le luxe en matière de fixation de canule de trachéotomie !

Fixation de canule avec scratch

Accessoires

Valve de phonation

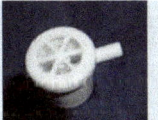

Utilisation avec ballonnet **dégonflé** (+++)
risque de pneumothorax si ballonnet gonflé

C'est une sorte de **clapet antiretour** qui permet d'inspirer mais qui **empêche d'expirer** pour forcer l'air à ressortir autour des fuites de la canule quand le ballonnet est dégonflé (et des orifices des canules fenêtrées) et **passer par les cordes vocales** et ainsi permettre la phonation.

À enlever lors des séances d'aérosol pour éviter que la membrane ne se colle sous l'effet de l'humidité ou du produit pour les mêmes raisons éviter de mettre de l'oxygène humidifié

Fonction circulatoire

dessus

Remarque :
il est possible de demander au patient de boucher avec le doigt l'orifice de la canule de trachéotomie, quand le ballonnet est dégonflé pour lui permettre de parler, si on n'a pas à disposition de valve de phonation.

Les canules de phonation exercent une certaine Pression Expiratoire Positive (PEP) (évaluée à 2 cm H2O) qui peut être bénéfique chez certains patients mais parfois fatiguer certains autres.

D'où l'habitude de **ne pas laisser les patients toute la journée sous valve de phonation.**

Nez artificiel
Permet de filtrer l'air inspiré par la canule de trachéotomie (ou la sonde d'intubation) sur le côté il existe un orifice pour l'administration d'oxygène et devant un orifice pour aspiration trachéales.
(... d'autres modèles existent)

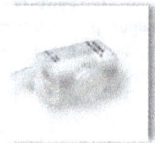

Situations ou le changement de canule est risqué
Patient de réanimation présentant des difficultés de sevrage respiratoire ou déjà **en détresse respiratoire** suite par exemple à l'obstruction progressive de sa canule qui est passé inaperçu) et qui **nécessite** le positionnement du **chariot d'urgence** devant la chambre du patient, **un 2e IDE** et la présence d'un **médecin** (expérimenté de préférence) **dans le service** pour intervenir en cas de problème.

*Bien que le changement de canule de trachéotomie soit un **geste de routine** mais exige de la **vigilance** car il peut vite tourner au drame (cela peut même arriver au **décès du patient !**)*

Fonction circulatoire

Comment déceler ou surveiller un problème circulatoire ?
Clinique
= PA non invasive
Appareils de mesures

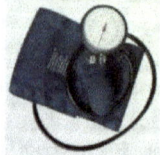 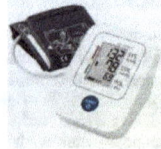 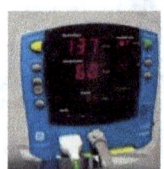

Fonction circulatoire
Attention à la mesure
Quand on prend la PA à la **jambe** d'un patient assis, il est certain d'avoir au moins 30 mmHg en plus !

> *(la mesurer à la jambe n'est fiable que si le patient est complètement allongé et en l'absence d'artériopathie des membres inférieurs)*
> *De même que quand on prend la PA d'un patient couché de profil, la PA du bras d'en haut est plus basse que la PA du bras sur lequel il est couché.*
> *(mais aucune des 2 mesures n'est vraie, Il faudrait remettre le patient sur le dos pour avoir la vraie valeur)*

Il en est de même si le brassard est inadapté (trop grand ou trop étroit).
En cas d'HTA toujours penser à vérifier l'autre bras

Attention à la valeur !
Quand l'appareil de mesure automatique indique des valeurs trop proches (comme 80/77/76) ⇒ reprendre la mesure +++

Si nécessaire bien repositionner le brassard avec le repère artériel bien en regard du pouls.

Diurèse
La surveillance de la diurèse rentre dans le cadre de la surveillance de la fonction hémodynamique.

La reprise (spontanée, non produite par l'usage des diurétiques) de la diurèse est le témoin que le corps ne se considère plus en hypovolémie.
Le moyen le plus précis consiste à utiliser une sonde vésicale (permet de quantifier le débit urinaire en continu et en temps réel).

La partie rigide, (à vider périodiquement dans la poche souple) permet une lecture exacte de la diurèse contrairement aux poches souples (mêmes si elles sont graduées).
Parfois on peut se contenter d'une surveillance au péniflow (chez l'homme uniquement) ou au pistolet (il en existe des modèles pour femme mais qui sont plus courts), l'usage du bassin de lit est assez incertain

Examens complémentaires
Dosage des Lactates
Une valeur élevée[11] des lactates indique un défaut d'acheminement ou d'apport d'oxygène aux cellules qui passent en métabolisme anaérobie.

Échocardio
L'ETT permet d'avancer sur le plan étiologique : montre des petits ventricules collabés en cas d'hypovolémie ou une anomalie du myocarde, baisse de la contractilité ou akinésie d'un segment ou un épanchement péricardique ...

Moyens d'assistance

---

[11] Valeur normale < 2 mmol/L

Fonction circulatoire

Dispositifs mécaniques

Utilisés dans les situations critiques de choc cardiogénique
(CPIA – IMPELLA – ECMO/ECLS)

CPIA

La Contre Pulsion Intra Aortique est une assistance circulatoire percutané qui consiste en la mise en place d'un ballonnet dans l'aorte qui se gonfle en diastole pour augmenter la perfusion coronaire et qui se dégonfle en systole diminuant la post charge (résistances à l'éjection), la consommation d'O2 du myocarde et augmente le débit cardiaque.

Indiquée :
* Lors d'IDM associés à un choc cardiogénique, à une Insuffisance mitrale aiguë ou à une rupture septale
* Angor réfractaire post IDM
* Stabilisation durant la coronarographie
* Troubles du rythme réfractaires (TDR) avec instabilité hémodynamique
* Sevrage de CEC

IMPELLA

Est une Assistance circulatoire percutané, qui consiste en la mise en place par cathétérisme intra artériel par voie fémorale d'une mini pompe axiale rotative qui aspire le sang du VG et l'éjecte vers l'aorte.

Indiquée dans :
* L'IDM avec choc cardiogénique réfractaire
* Echec de sevrage de la CPIA
* Angioplasties à risque,
* Chirurgie cardiaque à haut risque

ECMO / ECLS

Extra Corporal Membrane Oxygenation

(Assistance Droite → Droite : de la veine fémorale à la veine cave supérieur)

Indiquée dans les défaillances respiratoires
* Hypoxémie réfractaire : PaO2/FiO2< 50
* Pression de plateau ≥ 35 cm H2O avec VT 6ml/kg et FR 35/min
* Acidose respiratoire avec PH ≤ 32 mmHg

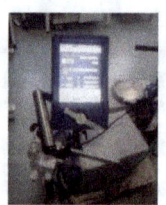

Extra Corporal Life Support

Dispositif d'assistance circulatoire extracorporel indiqué en cas d'ACR réfractaire.
Assistance Droite → Gauche (Veino-Artérielle temporaire)

Indications :
* Choc cardiogénique non contrôlé par les catécholamines et la CPBIA (IDM)
* Choc cardiogénique en toxicologie
* Arrêt cardiaque réfractaire / hypothermie
* Embolie pulmonaire grave
* Myocardite

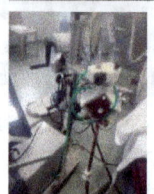

Abord vasculaire

L'abord veineux constitue la 1e forme d'assistance de la fonction circulatoire du fait qu'il permet un remplissage vasculaire, ce qui est essentiel à une bonne fonction circulatoire.

On s'assure toujours que le remplissage vasculaire est suffisant avant d'utiliser des **catécholamines** (qui peuvent êtres des amines pressives tels que la noradrénaline ou des tonicardiaques telle que la dobutamine)
ou une **assistance cardiocirculatoire mécanique** à proprement parler.

Abords vasculaires périphériques

Une fois posé ce KT doit être obturé ou raccordé à un dispositif de perfusion avec un débit minimal pour éviter son obstruction (21 ml / h pour une perfusion ou 3 ml/h pour une seringue électrique).

Débits de perfusion

Le débit = Volume / temps
Les unités le plus souvent utilisées sont les ml/h

Quand on ne dispose pas de régulateurs de débits (ou de pompe à perfusion), on a recours au comptage des gouttes :

Pour un soluté cristalloïde on considère qu'il y a 20 gouttes pour 1 ml

Débits usuels	En gouttes / min	En ml/h
500 ml /24 h	7 gouttes/min	21 m/ h
1000 ml / 24h	**14 gouttes/min**	**42 ml/h**
1500 ml /24 h	21 gouttes/min	63 ml/h
2000 ml / 24h	**28 gouttes/min**	**84 ml/h**

Il est préférable de retenir ces débits que de recalculer à chaque fois !
C'est plus sûr pour les patients car une fois les débits en mémoire cela deviens instantané et toute erreur de débit est repérée au 1e coup d'œil.

Remarque : les débits < 21 ml/h sur voie veineuse périphérique ne sont pas réalisables en pratique, le KT s'obstrue fréquemment.

Pour ne pas surcharger le patient et garder le kt fonctionnel il est préférable d'avoir recours à un PSE avec un prolongateur adapté au débit de 3 ml/h.

*Le **débit minimal** pour éviter l'obstruction d'une voie veineuse est de 20 ml/h pour les tubulures souples de perfusion et de 3 ml/h pour les tubulures rigides et étroites des pousse seringue électrique.*
Pour les pousses seringues électriques (PSE) la vitesse v= 2,1 ml/h correspond à 50 ml / 24 h.

Pour le sang 1 ml = 15 gouttes

Pour passer du sang on a tendance calculer le débit pour faire passer la poche de sang (280 à 310 ml) en 1 h à 1h30.
Note : Les régulateurs de débit ne sont pas adaptés à la transfusion.

300 ml/h ⇔ 300 ml x 15 gouttes /ml = 4500 gouttes à passer en 1h
*Comme 1h = 60 min on doit donc calculer 4500 gouttes / 60 min = **75 gouttes / min***

Abord vasculaire

Ce qui correspondent à 15 gouttes /10 seconde

Débits usuels	En gouttes / min
1 poche / 45 minutes	100 gouttes/min
1 poche / 1 heure	**75 gouttes/min**
1 poche / 1 h 30	50 gouttes/min
1 poche / 2 heures	**37 gouttes/min**

Diamètre des kt et débits

Les Kt courts sont la référence pour le remplissage rapide et la transfusion :
Un Kt périphérique 16 G assure un débit de 100 ml/min (6 litres en 1 h mais le même Ø en VVC ne peut assurer que 66 ml/min (env. 3,6 litres en 1 h) donc pour le même Ø la VVP est presque 2 fois plus rapide que la VVC !

Couleur	Ø (mm)	Ø Gauge	Débit théorique (ml/min)	Débit théorique (Litre/h)	Débit approx. (L/h) PHY	Débit approx. (L/24h)
Jaune	0,7	24	24	1,44	0,94	22
Bleu	0,9	22	36	2,16	1,40	34
Rose	1,1	20	62	3,72	2,42	58
Vert	1,3	18	105	6,3	4,10	98
Gris	1,7	16	215	12,9	8,39	201
Marron	2,1	14	330	19,8	12,87	309

Dans la pratique on peut avoir recours à la voie veineuse centrale en l'absence d'abord veineux périphérique.

Quelques valeurs à connaître pour préparer les médicaments

Unités de masse : **g = gramme**	Unités de volume
1 mg = 0,001 g et 1 g = 1 000 mg	1 L = 1 000 ml
1 µg = 0,001 mg et 1 mg = 1 000 µg	1 ml = 1 cc = 1 cm^3 = 1 000 µL
(les µg sont souvent notés γ gamma)	(µL = micro litre)

Régulateurs de débit

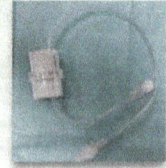

Théoriquement on doit compter les gouttes pour calibrer son régulateur de débit DOSI-FLOW®
(On utilisera la règle des 7 : 7 gttes/min pour 500 ml/j)

Régulateur de débit

Quelques règles utiles concernant les régulateurs de débits :
– usage unique ;
– calibrés pour les solutions parentérales les plus usuelles (pas d'exemple) ;

Abord vasculaire

– utilisation **déconseillée avec les produits sanguins**, les solutions d'une viscosité > SG 10 % et les émulsions lipidiques ;
– calibré pour des cathéters courts et des aiguilles de **calibre ≥ 21 G** ;
(les bleus = 22 et les jaunes = 24 ne sont donc pas conseillées)
– respect d'une **hauteur** de 80 cm entre la poche et la ligne médio-axillaire du patient ;
– **comptage du nombre de gouttes** délivrées pendant une minute pour déterminer le débit réel régulateur de débit car l'échelle de graduation est approximative.
(ne tiens pas compte de la résistance à l'écoulement dans la veine selon la situation clinique réelle)

Branchement des voies

Branchement des perfusions :

Il est **préférable** de brancher les flashs ou les tubulures de seringues électriques en commençant par le **robinet le plus éloigné du patient** pour laisser **un robinet au plus près du patient** pour l'injection des **drogues d'urgence**[12].

Branchement des PCA :

Pour le branchement de PCA ou de produits sensibles, il est important de les brancher au plus près du patient et de les sécuriser par une valve antiretour, pour éviter que le produit reflue dans des flashs ou dans le flacon de perfusion en cas d'obstruction de la voie.

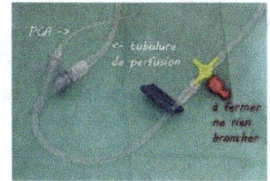

Dispositifs de perfusion

Pousse seringue électrique

Adaptés pour la perfusion continue et précise de petits volumes (≤ 50 ml) sur VVP ou VVC.

N'utiliser que des seringues à embout verrouillé (Luer-Lock®) + prolongateur rigide (sa rigidité et son petit volume permettent de signaler une occlusion rapidement) pour assurer un débit de précision et éviter les déconnexions accidentelles, dont les **conséquences peuvent êtres très graves** :
- **Retour de sang** par la tubulure ce qui crée une saignée !
- **Arrêt de la perfusion d'une drogue vitale** telles que les catécholamines, ce qui peut conduire au décès du patient

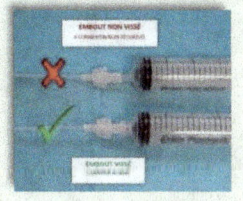

= Connexion sécurisée

---

[12] sauf pour les patients sous morphiniques et/ou sédatifs que l'on met alors au plus près avec une valve antiretour derrière pour éviter le reflux de ces produits dans la perfusion

Solutés de perfusion

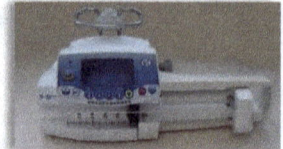

PSE avec seringue de 50 cc montée
(sans prolongateur)

Pompe volumétrique
Surtout utilisés sur les VVC, PAC & PICC-LINE. Permettent l'administration précise et régulière de grands volumes (très utilisées en réanimation pour les alimentations parentérales et en oncologie pour les protocoles de chimiothérapie). Utiliser avec des prolongateurs souples (Luer-Lock®)
Débit max. 999.9 ml/h (certaines ne dépassent pas 200 ml/h).

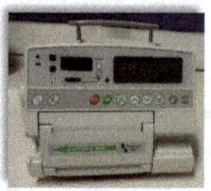

Leur utilisation doit être prudente sur VVP
(risque de perfusion extravasculaire rapide de grands volumes, si patient inconscient)

Accélérateur de perfusion

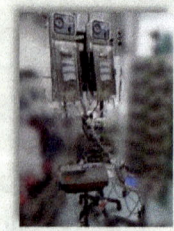

Ces dispositifs mettent sous pression (max 300 mmHg pour éviter une hémolyse) la poche de sang (ou de soluté) pour accélérer le débit, la vitesse de perfusion n'est pas réglable directement mais on voit passer la poche de sang en quelques secondes !
leur réchauffeur infrarouge est conçu pour réchauffer des liquides qui arrivent à des débits de 500 à 600 ml/min.
(Ce qui est très au-dessus des 99 ml/h des PSE)

Solutés de perfusion

Introduction

La perfusion
La perfusion (ou infusion) est une technique permettant d'injecter directement dans une veine (centrale ou périphérique) des médicaments ou un soluté pour réhydrater ou nourrir un patient lorsque ce n'est pas possible autrement, grâce à la mise en place d'un cathéter (petit tuyau souple) relié à un dispositif de perfusion.

Solutés de perfusion

Et ses indications

On perfuse les patients qui ont besoin :
- d'apports hydro électrolytiques (pour prévenir ou traiter des déshydratations ou des troubles ioniques)
- de médicaments IV en injections répétées ou continues
- d'un remplissage vasculaire (en cas d'hypovolémie)
- prévenir ou traiter la dénutrition (dans les cas ou la voie entérale n'est pas possible)

Cristalloïdes

SSI 0.9 % (sérum « physiologique ») :

C'est le soluté de choix en réanimation ou aux urgences ou l'on a souvent en arrière-pensée l'hypovolémie mais il est souvent contre-indiqué en cardiologie où l'on a le plus souvent des insuffisants cardiaques qui sont plutôt en hypervolémie et chez qui, le NaCl est contre-indiqué (patient sous régime sans sel, voir sous diurétiques).

SGI 5% :

C'est le soluté le plus souvent employé en service de médecine comme « garde veine ». Il permet aussi de limiter la glycolyse hépatique (pour les patients à jeun), sa perfusion sans électrolytes sur une longue période ou en volumes importants peut conduire à une hyponatrémie et/ou une hypokaliémie.

GLUCIDION® G5% / BIONOLYTE® G5%

Soluté cristalloïde qui permet d'hydrater le patient, de lui assurer un apport glucidique et ionique[13] modérés.

Ringer Lactate (RL)

C'est un soluté « balancé[14] » dont l'anion organique est le lactate (ne contient que 111 mmol/L de Chlorure au lieu de 154 mmol/L pour le SSI 0,9%). A été très utilisé pour la réhydratation, le remplissage vasculaire, la relance de la diurèse ... *mais il convient de rester prudent dans certaines situations (hyperkaliémies, hypercalcémies, patients cirrhotiques ou cérébrolésés).*

ISOFUNDINE®

Soluté cristalloïde balancé actuellement à la mode car il peut être utilisé chez l'insuffisant hépatique, le traumatisé crânien (contrairement au Ringer Lactate) et ne fait pas courir le risque d'acidose hyperchlorémique lors des réhydratations comme le SSI 0,9% car contient moins de Chlorures que le sérum phy (127 mmol/l contre 154 mmol/l pour le SSI 0.9%).

---

[13] Soluté à faible teneur en sodium (68,4 mmol/L comparé aux 135 mmol/L de la natrémie)
[14] Evite l'apparition de l'acidose hyperchlorémique (car une partie du chlore est remplacée par du lactate).

Abords veineux centraux

Colloïdes

Naturels

Albumine 4% et 20%

= colloïde naturel dérivé du sang (⇒ mêmes risques infectieux que le sang)
⇒ **indications très limitées :**
Remplissage vasculaire en présence de syndrome œdémateux majeur associé à une hypoalbuminémie profonde (< 22g/L), notamment dans les situations suivantes :
- patients en réanimation, en dehors de la phase initiale de remplissage
- cirrhose avec ascite tendue ou volumineuse, traitée par paracentèse de volume important
- femme enceinte en situation de prééclampsie, en présence d'une fuite protéique importante,
- prévention de l'ictère nucléaire du nouveau-né en cas d'hyperbilirubinémie

La prescription de l'albumine et son administration est soumise à traçabilité (risque de transmission d'agents infectieux)

De synthèses :

Leur durée d'action est > 4h et un pouvoir d'expansion proche de 1 mais présentent un risque d'allergie et sont contre-indiqués chez la femme enceinte.

Remarque : Les dextrans ne sont plus utilisés en raison de leurs effets secondaires (troubles de l'hémostase, IRA, anaphylaxie).

Comparatifs solutés de perfusion

Soluté	Pouvoir d'expansion	Durée d'action
SSI 0,9 %	0,20	1 – 2 h
R L	0.25	1 – 2 h
ISOFUNDINE	0.25	1 – 2 h
ALB 4%	0.8	6 – 8 h
ALB 20%	3	6 – 8 h
VOLUVEN® (HEA)	1 – 1.4	4 – 8h
GELATINES	0.8	4h

Abords veineux centraux

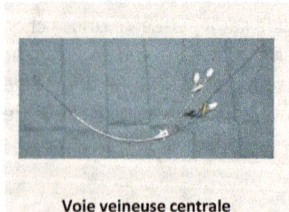
Voie veineuse centrale

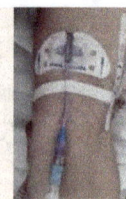
PICC - LINE

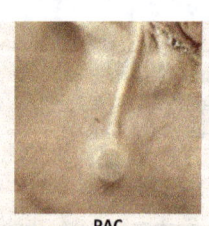
PAC

Abords veineux centraux

Types

VVC

Les **voies veineuses centrales** sont des kt longs (15 à 60 cm) généralement multi-lumières insérés dans des veines de gros calibre (jugulaire interne, sous-clavière ou fémorale), utilisées surtout en réanimation pour assurer une surveillance invasive de certains paramètres hémodynamiques (PVC, PAPO, Qc, volume sanguin intrathoracique et l'eau pulmonaire extravasculaire...), l'administration de produits veinotoxiques (chimio, catécholamines, ...) et/ou hyperosmolaires (alimentations parentérales, recharges ioniques : K+ surtout) ainsi que pour le remplissage vasculaire (bien que moins efficace qu'une VVP, car kt plus fins et plus longs).

Sites habituels d'insertion

– **jugulaire interne** (il y'a 5 techniques pour l'aborder), moins de risque de pneumothorax lors des abords hauts (voie de Boulanger)
– **sous-clavière** (il y'a 2 façons de l'aborder), accessible même si le patient est en état de choc mais risque de pneumothorax (⇒ éviter en cas de détresse respiratoire).
– **fémoral** (un cathéter de 60 cm tunnelisé est préférable) très utilisé en urgence car permet de poser en même temps un kt artériel pour la surveillance de la PA et les prélèvements sanguins.

Pour un abord cave supérieur (jugulaire interne ou sous clavier)

L'IDE fait un large badigeon (pour couvrir les 2 abords possibles jugulaire et sous-clavier mais du même côté, pour permettre de changer de site en cas d'échec).

Installation

– Billot sous les épaules pour une sous clavière (selon l'opérateur).
– Léger Trendelenbourg (tête légèrement plus basse que le corps) pour la jugulaire.
– Écarter légèrement la cuisse pour un abord fémoral.

Règles de sécurité +++

On ne pique pas jamais des deux (2 côtés),
En cas d'échec on peut changer de site mais du même côté (si on ne réussis pas l'abord en sous clavier on peut tenter une jugulaire interne mais du même côté, car risque d'apparition d'un pneumothorax bilatéral)

Quand le patient a un drain thoracique (pleural),
On aborde du côté du drain (et pas du côté opposé) !

Taille du kt

Variable selon la corpulence du patient, généralement pour un patient mesurant 1,60 m à 1,70 m
– on choisit un kt de 15 cm pour une jugulaire interne ou une sous clavière droite
– 20 cm pour une jugulaire ou une sous-clavière gauche
– 60 cm pour une fémorale (que l'on préfère tunnéliser à cause des risques infectieux).

Matériel

Un kt multi-lumières est souvent préférable à un mono lumière
à cause des incompatibilités entre les produits à injecter et pour permettre une meilleure maîtrise du débit des produits à injecter :
un flash d'antibiotiques ou un remplissage vasculaire rapide sur la voie où sont injectées des sédations ou des amines provoque un **effet bolus** :

Abords veineux centraux

(⇒ approfondissement brutal de la sédation ou pic HTA si c'est sur la voie des catécholamines)

Utilisation des VVC

*Généralement les VVC (voies veineuses centrales) sont utilisées avec des pompes volumétriques (pour la **voie distale** sur laquelle on pose l'alimentation parentérale ou les apports hydroélectrolytiques),*

Les autres voies sont branchées sur des seringues électriques (même non utilisées à un débit de 3 ml/h de SSI 0,9 %) pour éviter leur obstruction !

Remarque
Pas de débit < 3 ml/h pour les pousses seringue électrique (risque d'obstruction de la voie, sauf héparine), quand le débit des amines < 3 ml/h (fréquent lors du sevrage) il est complété par du SSI 0,9% pour atteindre 3 ml/h
Ex : NORADRENALINE v = 2.3 ml/h on rajoute en Y du SSI v = 0.7 ml/h pour faire un total de 3 ml/h

Lors d'utilisation des pompes à perfusion (prolongateurs souples) le débit minimal pour éviter l'obstruction du KT est de 20 ml/h (le fameux KVO, keep veine open affiché sur les pompes).

Nomenclature des voies (proximale, médiane, distale ?)

Pour les VVC (voies veineuses centrales) à plus de 3 lumières on garde toujours les mêmes appellations : il y toujours 1 **distale** et 1 **proximale** mais plusieurs médianes.

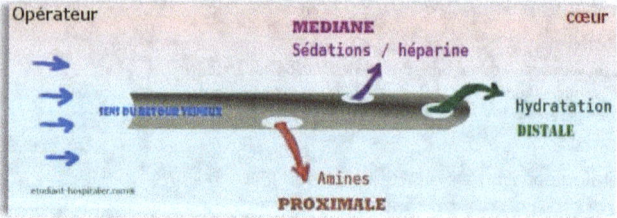

Illustration de la disposition des sorties des différentes voies d'une VVC

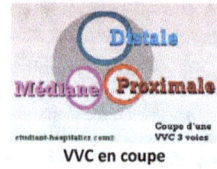

VVC en coupe

Pour les VVC bi lumières (2 lumières)

On a une distale (par rapport à l'opérateur, utilisée pour l'hydratation et les flash) et une proximale (utilisée pour les amines).

Abords veineux centraux

Dans le cas d'une VVC mono lumière

On organise les perfusions de la même façon mais sur la rampe :

Les amines sur le **robinet proximal** (par rapport à l'opérateur), les sédations sur robinet d'après et l'hydratation sur le robinet suivant.

On réservera le robinet le plus proche du patient pour les flashs ou les traitements en urgence.

Pour les 3 voies :

Voie Distale (par rapport à l'opérateur) est utilisée pour la réhydratation ou l'alimentation parentérale

Voie Médiane (par rapport à l'opérateur) est utilisée pour les sédations ou l'héparine

Voie Proximale (par rapport à l'opérateur) est utilisée pour les Amines

PICC LINE / MID LINE*

Cathéter veineux long (50 à 60 cm) inséré au niveau d'une veine périphérique du bras (veine céphalique ou basilique) au-dessus du pli du coude, jusqu'à la jonction veine cave supérieure / oreillette droite.

Un Picc Line est recommandé pour l'administration de produits irritants (hypertoniques) d'une durée prévisible < 3 mois (au-delà de 3 mois il est préférable d'avoir recours à un PAC) mais peut rester en place jusqu'à 6 mois.

Remarque : Il n'existe pas de PICC-LINE en fémoral

* En fémoral on pose le plus souvent des **désilets** pour le remplissage vasculaire rapide ou des VVC le plus souvent tunnelisées (on fait parcourir un trajet sous-cutané au KT pour le faire ressortir loin du point de ponction, pour limiter les risques infectieux).

* Le Mid Line peut être une alternative au PICC LINE mais correspond à une VVP car même s'il est posé de la même manière son extrémité distale remonte au maximum à la hauteur de la veine sous-clavière, il permet d'effectuer des prélèvements veineux mais n'autorise pas l'emploi de solutés hypertoniques (> 500 mOsmol/L).
Il est mis en place pour une durée de 8 à 28 jours.

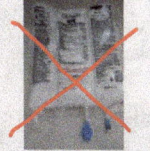

Alimentation parentérale

Les alimentations parentérales sont généralement réservées aux voies centrales car osmolarité > 1000 mosmol/l mais certaines peuvent être administrés par voie périphérique car leur osmolarité est aux environs de 750 – 760 mosmol/l (ex : périolimel®, périkabiven® ...)

Indications

* Nécessité d'une voie veineuse centrale[15], on peut aussi les utiliser pour une transfusion pour des traitements prévus sur une moyenne durée (1 semaine < durée moyenne < 3 mois).

* Prélèvements sanguins multiples

* Mauvais capital veineux du patient et nécessité de traitement parentéral > 1 semaine

---

[15] Injection de produits irritants pour les veines ou alimentation parentérale

Abords veineux centraux
Gestion et manipulation

Manipulation = comme une VVC
(Gants et matériel stériles, masque et compresses avec bétadine® ou chlorhexidine alcoolique 2%)

* TOUJOURS **rincer** avec 10 ml de sérum phy.
(rinçage pulsé, 3 poussées) **avant** et **après** chaque utilisation, et avec 20 ml après un prélèvement.

* Si le PICC-LINE n'est pas utilisé régulièrement,
rincer le cathéter **tous les 2 jours** avec du sérum physiologique.

* Changer le **pansement**, la **valve** bidirectionnelle et le **système de fixation** sans sutures (STAT-LOCK®)1 fois / semaine (et si souillé)
* Attention à ne pas retirer le PICC-LINE lors de la réfection de pansement.
Si c'est le cas ne jamais le repousser (on ne pousse jamais un KT qui est sorti !).

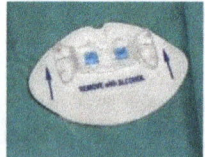

Pour éviter que le PICC-LINE glisse sous le poids des tubulures lors de la réfection du pansement ou du changement du STAT-LOCK®, placer une bande adhésive type STERI-STRIP® à distance du champ et poser la bande adhésive blanche inclue dans l'emballage du STAT-LOCK® une fois le pansement transparent retiré et le point d'insertion du kt désinfecté.

La bande adhésive qui fixe le PICC-LINE au niveau du point de ponction doit être retirée une fois que le nouveau STAT-LOCK® est fixé

PAC
La chambre implantable ou PAC (Port-à-cath)
Est un système implantable placé sous la peau permettant l'accès percutané au cathéter veineux central (par l'intermédiaire d'une chambre d'injection placée en sous cutané).

Elle peut être utilisée pour :
– des perfusions (y compris des produits hypertoniques tels que les alimentations parentérales),
– des transfusions,
– des prélèvements sanguins
– ainsi que l'administration de médicaments (irritants pour les veines).

Utilisé pour des traitements de longue durée (> 3 mois) exigeant des abords veineux répétés et/ou utilisant des produits irritants pour les veines.
Le système est conçu pour demeurer des années en place après son implantation.

Abords veineux centraux
Branchement d'un Port A Cath (PAC)

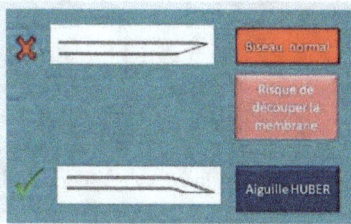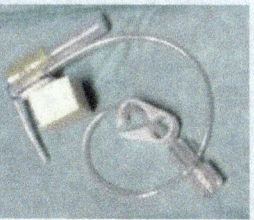

On utilise des aiguilles spéciales qui n'abîment la membrane du PAC (aiguilles d'Huber ou des Grippers) pour les connecter aux dispositifs de perfusion.

Toujours piquer perpendiculairement à la chambre et la maintenir fermement entre 2 doigts (pour éviter le retournement) et piquer jusqu'en butée (pour être sûre d'injecter dans la chambre).
Rincer la chambre après chaque utilisation pour évite l'apparition d'un thrombus.
Tout retrait d'aiguille d'Hubert ou de Gripper se fait en pression positive (en continuant à injecter).

Protocole de désobstruction pour PAC / PICC LINE / VVC

Ajouter 2 ml eppi / 1 ampoule de 100 000 UI urokinase (ACTOSOLV®) puis aspirer ces 2 ml dans une seringue contenant 8 ml de sérum phy,[16] puis prélever 2 ml de cette solution qu'il faudra injecter dans la lumière du PICC LINE obstrué (ou du PAC) avec une seringue de 2 ml (après tentative d'aspiration). Attendre 30 min puis aspirer 3 ml de sang pour vérifier si le PICC LINE est débouché puis injecter par la suite 10 ml de sérum physiologique. Cette procédure peut être renouvelée 3 fois.

L'urokinase est le seul thrombolytique possédant l'AMM dans la restauration de la perméabilité des kt veineux en cas d'obstruction liée à un thrombus récent (en France).

Comment choisir

On prend en considération d'abord le type de soluté, s'il est hyperosmolaire (900 mOsmol/L ou plus), irritant ou vésicant c'est l'indication d'un **abord veineux central**, si nécessité d'un débit élevé on a le choix entre la pose d'un PICC-LINE ou une VVC tunnélisée que l'on peut aussi choisir aussi pour une durée de perfusion prévisible < 3 mois. Au-delà de 3 mois il est préférable de poser un PAC (si pas de contre-indications et débit de perfusion peu élevés).

Pour des solutés **non irritants** et non hypertoniques (< 900 mOsmol/L) on a le choix entre une VVP ou un Mid-LINE.
VVP si bon capital veineux et durée de perfusion < 7 jours, au-delà de 7 jours (ou de mauvais capital veineux) il faudrait prévoir la pose d'un MID-LINE

(d'après central line, picc line, midline : garder la ligne ou changer de ligne ?
Paul J. ZETLAOUI - Dans question pour un champion en anesthésie p 341 – 353 MAPAR 2018)

---

[16] Ce qui porte la concentration du produit à 10 000 ui/ml

Voie intra osseuse (IO)

Connue depuis 1922 (surtout utilisée en médecine militaire) la voie IO commence (depuis 2015) à devenir La 1e alternative à la voie veineuse périphérique (VVP) dans les protocoles d'urgences en remplacement de la voie intra trachéale pour l'administration d'adrénaline.

Points clé

* Son avantage vient de sa mise en place rapide (< 1 min.)
et que le réseau vasculaire osseux est riche et ne se collabe pas, même en état de choc.
* Sa complication la plus redoutée est l'ostéomyélite
(bien que rare) d'où la nécessité d'une hygiène rigoureuse (même en préhospitalier).
* Sa mise en place n'est pas un acte autorisé par le code de la santé publique aux IDE (même si la réalité est bien différente au sein des services préhospitaliers) en France.
*Un bilan d'urgence de 5 ml de sang peut être aspirés à partir de l'accès Intra-Osseux et envoyé au laboratoire (préciser qu'il s'agit d'un prélèvement intra-osseux).
*Le débit atteint par une voie IO avec une pression de 300 mmHg (utiliser une poche à pression) = 50 à 100 ml/ min, comparable à une VVP de calibre moyen : 16 ou 18G)
*Pour les médicaments se sont les mêmes posologies que pour la VVP.
* Une unité de CGR peut être transfusée en 15 – 30 minutes
* Un bolus à la seringue est réalisé en quelques secondes
* Un bolus initial rapide de 10 ml de sérum physio augmente nettement le débit : NO FLUSH = NO FLOW
(certains préconisent d'ajouter de la lidocaïne (< 3 mg/kg/j env. 50 mg pour un adulte) pour le patient conscient car l'injection est douloureuse.
* Durée < 24 h (utilisée dans l'urgence pour stabiliser le patient mais à remplacer dès que possible)

Sites d'injection validés :

Humérus proximal
Tibia proximal à côté sous la rotule (face interne)
Tibia distal (malléole interne)
Crête iliaque et fémur distal (chez l'enfant)
L'utilisation de la visseuse EZ-IO n'est pas validée pour les crêtes iliaques.

Contre-indications

– Fracture du membre perfusé

Voie sous-cutanée

– Infection locale
– Prothèse ou matériel d'ostéosynthèse présent sur l'os d'abord intra-osseux.
– Maladie osseuse congénitale (relative)

Dispositifs de mise en place

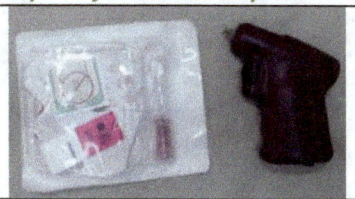

Perceuse EZ-IO
Perceuse + aiguille + prolongateur + pansement
Ahoms, CC BY-SA 4.0, via Wikimedia Commons

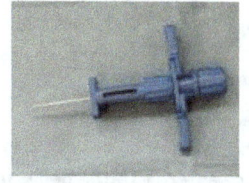

Dispositif manuel
Dispositif utilisé aussi pour la biopsie ostéo médullaire

Taille et diamètre d'aiguille adaptée

Il doit rester un espace visible entre la peau et la tête de l'aiguille avant de percer !

L'aiguille rose (la plus courte = 15 mm) est utilisée en pédiatrie,
L'aiguille bleu de taille moyenne (25 mm) destinée à l'adulte et
la <mark>jaune</mark> (la plus longue = 45 mm) pour les obèses et pour le point de ponction huméral.
Le diamètre de ces aiguilles = 15 G

Voie sous-cutanée

C'est une voie parentérale extravasculaire.
Elle est souvent employée en gériatrie et en soins palliatifs.

Généralités / Avantages

La perfusion sous-cutanée (appelée aussi hypodermique) ou hypodermoclyse permet l'administration de nombreux médicaments dans l'espace sous-cutané et de solutés pour assurer l'hydratation (ou la réhydratation) des patients dont le capital veineux est insuffisant quand la voie per os n'est plus possible.
(il n'y a pas de patient difficile à perfuser en sous-cutané comme cela peut arriver pour les VVP)

Perfusion sous-cutanée

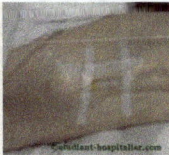

Pour hydratation

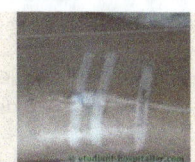

Pour seringue électrique

Voie sous-cutanée

Avantages de la voie sous-cutané

C'est une technique simple qui ne nécessite pas de dextérité particulière (pli cutané, piquer à 30° ou 45°) :

* Pas de recherche de reflux sanguin comme la perfusion veineuse périphérique.
* Pas de risque pour le patient lors de l'arrachage accidentel de la perfusion (pas de risque de saignement)
* moins de risques septiques et
* pas de thrombophlébite

Sites

1. **Abdomen**
2. Face antéro externe de la **cuisse**
3. Face postérieure du **bras**
4. Région sous claviculaire
5. Région sous épineuse

Se rappeler du fameux ABC (Abdomen, Bras, Cuisse)

Préparation et technique de l'injection sous cutanée pour HBPM

(De préférence sur l'abdomen, pli cutané et injection perpendiculaire)

- Ne pas purger la bulle d'air (la bulle éviterait la douleur et l'hématome au point d'injection)
- L'injection doit être réalisée, de préférence sur un patient allongé, dans le tissu cellulaire sous-cutané de la **ceinture abdominale** antéro-latérale et postéro-latérale, tantôt à droite, tantôt à gauche (éviter la cuisse et le bras car le tissu sous cutané y est moins épais en général)
- L'aiguille doit être introduite perpendiculairement et non tangentiellement, dans l'épaisseur d'un pli cutané réalisé entre le pouce et l'index de l'opérateur.

Le pli doit être maintenu durant toute la durée de l'injection.

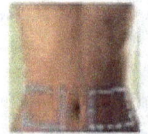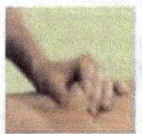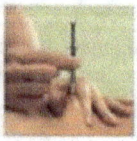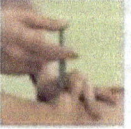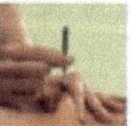

(Notice ANSM pour l'injection de Fraxiparine®)

Technique d'injection sous-cutané avec stylo

Injecter perpendiculairement à la peau et SANS pli cutané
(pour les aiguilles de 4 et 5 mm)
NE PAS trop enfoncer l'aiguille
Compter 10 secondes avant de retirer l'aiguille.

Important :
Toujours purger le stylo avec 2 unités avant l'injection de la dose requise.

Voie sous-cutanée

(quand le stylo est neuf il faut parfois purger plusieurs fois 2 unités ou plus, jusqu'à voir l'insuline sortir de l'aiguille).

Solutés / médicaments

Solutés de perfusion

Utiliser des solutés isotoniques (ou pas trop hypertoniques < 700 mOsm/L ⇒ douleur + risque de nécrose cutané).

Le SSI 0,9% est le soluté de choix.

Les SGI 5% et le SG 2,5% (utilisé chez les diabétiques ou si hypernatrémie) sont souvent utilisés, on leur rajoute souvent 2 à 4 g de NaCl / L pour favoriser l'absorption (sauf si hypernatrémie).
Le KCl doit être utiliser avec prudence pas plus de 2 g / L (risque de nécrose cutané)

Médicaments

Les médicaments utilisés par voie parentérale ne sont pas tous utilisables en sous cutané.

(Les médicaments qui n'ont pas comme effet secondaire des nécroses cutanés sont utilisés en l'absence d'autre alternative thérapeutique)

Ci-dessous, différents tableaux récapitulatifs sur les principaux produits utilisés :

Grade A (Preuve établie)	Grade B (Présomption)	Grade C (faible niveau de preuve)	Accord Professionnel (données non-Franco)	Utilisés SANS preuve	Non recommandés
Ceftriaxone !	Midazolam	Ampicilline		Amox. + Ac. Cl	Potassium
Amikacine	Teicoplanine	gentamycine		imipenem	
				Céfotaxime	Ofloxacine
Morphine		Halopéridol	Diazepam	Métronidazole	Ceftazidime
Oxycodone		Lévomépromazine	Chlorazepate	Amoxicilline	
Nabuphine		Chlorpromazine	Clonazepam		
Buprénorphine		Loxapine		Hydroxyzine	
Nalbuphine			Ranitidine	Méprobamate	
Naloxone		Néfopam			
		Tramadol	Méthylprédnisolone	Paracétamol	
Prostigmine		Kétamine	Déxaméthasone		
Méthylnatrexone		Fentanyl	Kétoprofène	Amitriptyline	
		Sufentanyl		Clomipramine	
Dexchlorphéniramine				Citalopram	
		Clodronate			
Scopolamine		Flumazenil		Dropéridol	
Atropine				Rispéridone	
Octréotide		Oméprazole		Cyamémazine	
		Métoclopramide		Tiapride	
Calcitonine		Granisetron			
		Furosémide			

Tableau synthétisant le travail des Dr Stéphanie MORISSON et Pascale VASSALE
Présenté à la 16e journée nationale d'actualités médicales en soins palliatifs, organisée par le collège des médecins de la SFAP le 09 octobre 2015

Après des années de large utilisation en France, l'Agence Européenne des Médicaments (EMA) a décidé fin 2014 de restreindre

Voie sous-cutanée

l'administration des spécialités à base de ceftriaxone aux voies intraveineuse et intramusculaire (suppression de l'AMM pour la voie sous-cutanée).
Reste qu'une étude coordonnée par la SPILF et la SFGG est en cours afin de recueillir les données pharmacocinétiques et de tolérance de certains antibiotiques, dont la ceftriaxone, administrés par voie sous-cutanée versus voie intraveineuse.

Médicaments utilisables en S/C d'après le site des HUG

Médicaments utilisés en sous - cutanés
(CAPP-INFO N° 63 – juillet 2014)

(extrait des médicaments officiellement enregistrés)

Analgésiques
- Alfentanil
- Buprénorphine
- Fentanyl
- Hydromorphone
- Morphine
- Nalbuphine
- Nalbuphine
- Sufentanil
- Tramadol

Naloxone

Kétamine

Divers
- Adrénaline
- Atropine
- Bromure de glycopyrronium
- Butylscopolamine
- Clonidine
- Desmopressine
- Ephedrine
- Esoméprazole
- Furosémide

Anti inflammatoires
- Diclofénac
- Dexaméthasone
- Méthylprednisolone

Sédatifs
- Clonazepam
- Clorazepate dipotassique
- Halopéridol
- Lévomépromazine
- Midazolam
- Phénobarbital

Glucagon

Métoclopramide

- Octréotide
- Oméprazole
- Ondansetron
- Ranitidine

Salbutamol

Phytoménadione

Vitamine B6
Vitamine B12

Antibiotiques
- Amikacine
- Céfépime
- Ceftriaxone
- Ertapénème
- Teicoplanine
- Tobramycine

Bulletin N° 63 d'information du CAPP que l'on retrouve sur le site de la pharmacie des HUG

Sondes et stomies

Terminologie

On parle de **sondage** (gastrique, vésical ou urinaire) lorsqu'on introduit une sonde (tuyau) dans un orifice naturel.
... et de **stomie** (= suffixe) qui indique que l'on a abouché un organe creux à la peau.
*ex: **trachéostomie, gastrostomie, jéjunostomie, iléostomie, colostomie** ...*

Équipements pour l'alimentation entérale

Sonde gastrique

On peut les poser en **nasogastrique** ou en orogastrique.
La mise en place en orogastrique est surtout utilisée en réanimation pour éviter les sinusites).

Les dimensions Ø en Charrières Françaises (Fr Ch. 1 = 1/3 mm soit un Ø de 4 mm pour une Ch. 12) pour 120 à 125 cm de long.
Sonde en polyuréthane ou en **silicone** (meilleure tolérance et plus souple).
Les sondes en silicone sont plus souples et sont plus douces au toucher.

Pour l'alimentation entérale on utilise des sondes gastriques plutôt fines (Ch. 7 à 12) et de préférence lestée pour faciliter le passage du pylore.

Mise en place
Pour une durée < 8 semaines

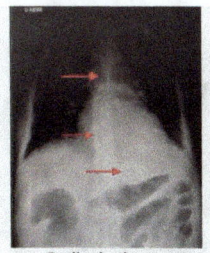

Radio du thorax
(Les flèches montrent le trajet de la SNG)

Contrôle radiologique avant la 1ᵉ utilisation +++
(Surtout quand il s'agit d'une alimentation car risque d'inonder le poumon si fausse route)
Noter le repère sur la feuille d'équipement.
(Repère = 50 en général chez l'adulte)

*Fixation de la sonde sur la **joue** ou sur **l'aile du nez** + **derrière l'oreille** au niveau du cou. (+++)*

SANS contrôle RADIOLOGIQUE ⚠
(3 techniques possibles mais le contrôle Radio reste la référence !)

(1) le meilleur test pour confirmer la bonne position d'une sonde gastrique est **l'aspiration de liquide digestif** = **débris alimentaires** ou de **liquide bilieux** (liquide jaune verdâtre si le patient est

Sondes et stomies

à jeun).

(2) Certains utilisent une seringue à embout conique (seringue de gavage) de 50 ml remplie d'air et prennent un stéthoscope pour **ausculter le creux épigastrique** pour entendre le **gargouillement produit par l'air insufflé** dans l'estomac (en comparant par rapport aux hémichamps pulmonaires), on doit entendre plus au creux épigastrique que sur les côtés ! Qui est habituellement différent d'une insufflation intrapulmonaire dans le cas d'un faux trajet de la sonde gastrique.

(3) En désespoir de cause d'obtenir une radio de contrôle, on peut injecter 5 ml de sérum phy (qui n'est pas nocif même si cela passe dans les poumons) si la sonde est passée dans un poumon cette injection déclenche un réflexe de toux (il faut que le patient sous anesthésie générale profonde pour que le réflexe de toux soit inhibé).

Types de sondes
Simple courant (Type Levin)

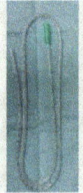
Sonde gastrique simple courant avec embout conique

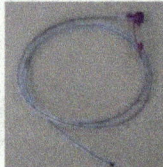
Sonde gastrique simple courant avec embout EnFit®

Double courant (Type Salem)

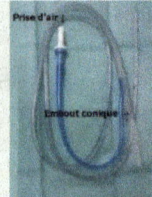

Permettent une meilleure **vidange gastrique** que les simples courant, grâce à la 2e voie (= prise d'air) qui évite que les orifices s'accolent à la paroi gastrique ⇒ laisser la prise d'air ouverte lors de l'utilisation d'une aspiration douce (15 – 20 cm H2O).

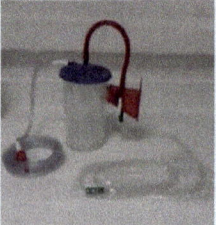

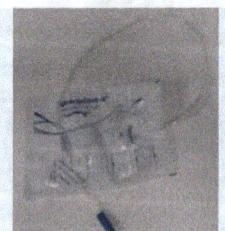

Système d'aspiration monté

Sac collecteur
(pour la mise en siphonnage ou le transport)

On peut aussi mettre un sac collecteur pour laisser le liquide gastrique s'écouler par gravité (ou lors des transports, dans ce cas il faut boucher la prise d'air), sinon du liquide risque de s'écouler par cet orifice.

Utilisées le plus souvent pour la vidange gastrique mais peuvent aussi être utilisés aussi pour l'alimentation entérale.

Sondes et stomies

Gastrostomie / jéjunostomie

La **gastrostomie** est une intervention consistant à réaliser, au niveau de l'abdomen, un orifice faisant communiquer l'estomac avec l'extérieur (pour mettre en place une sonde d'alimentation entérale, parfois on a recours à une gastrostomie de décharge).

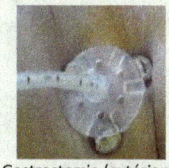
Gastrostomie (extérieur)

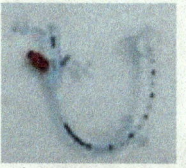
Sonde 3 voies gastrostomie

La **jéjunostomie** est la mise en place d'une sonde directement dans le jéjunum par un orifice à travers la paroi abdominale pour réaliser une alimentation entérale.

Connecteurs ENFit®

Depuis 2015, de nouveaux connecteurs pour alimentation entérale ont vu le jour.
Ce sont les connecteurs ENFit®

Ils vont remplacer progressivement les embouts coniques dans le but d'éviter les erreurs de voie d'administration (il est impossible d'adapter quoique ce soit d'autre).

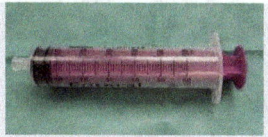
Seringue ENFit

Alimentation entérale

Utilisées quand l'alimentation orale est insuffisante ou impossible à moyen / long terme (pour le court terme on privilégiera la sonde gastrique).

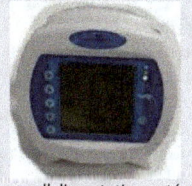
Pompe d'alimentation entérale

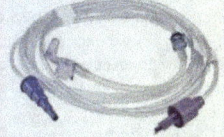
Tubulure simple pour alimentation entérale pour pompe d'alimentation entérale type Kangaroo®

Les alimentations entérales sont Contre-indiquées :
– lors des syndromes occlusifs,
– des hémorragies digestives actives,

Sondes et stomies

– diarrhée sévère,
– ou de refus du patient.

Comment ajouter une hydratation sur une alimentation entérale

Pour augmenter les apports hydriques lors d'une alimentation entérale on peut ajouter un rinçage (avec de l'eau) grâce à une tubulure double.

Équipements pour l'élimination

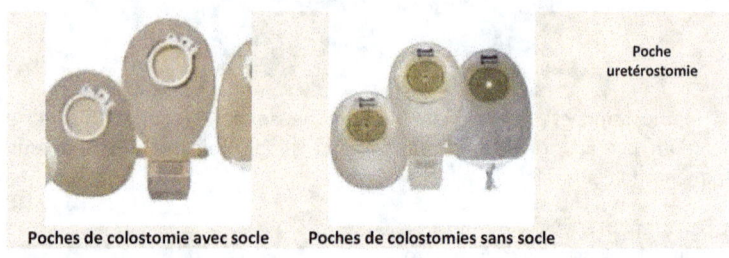

Poches de colostomie avec socle   Poches de colostomies sans socle   Poche uretérostomie

Fécale

Iléostomie

Abouchement de l'iléon (terminal) à la peau, les matières fécales recueillies à ce niveau sont plus liquides que celles des colostomies.

Colostomie

Peuvent êtres **provisoires** comme lors de résections coliques sur des syndromes occlusifs dans un contexte septique ou **définitives** comme lors des résections coliques étendues pour cancer.

Sonde rectale

Mise en place lors de syndromes occlusifs aux urgences

(associée à la mise en place d'une sonde gastrique) permet parfois l'émission des gaz.
On peut brancher un sac collecteur à l'extrémité de la sonde rectale qui gonfle lors d'émission des gaz, témoignant de la reprise du transit, ce qui permet d'éviter un geste chirurgical.

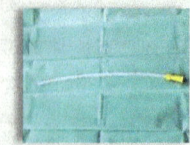 Les sondes rectales **différent des sondes d'aspiration** par leur extrémité distale arrondie et **fermée,** l'écoulement se fait par des œillets latéraux par opposition aux sondes d'aspirations dont l'extrémité distale est perforée en plus des œillets latéraux et par leur longueur (les sondes rectales sont plus courtes que les sondes d'aspiration).

Peuvent être utilisés pour faire un lavement au bock

Il existe aussi des sets prêts à l'emploi, comprenant une poche à remplir de liquide de lavement, tuyau prolongateur + canule rectale

Sondes et stomies

Collecteur fécal

Dispositif de recueil des selles à coller (à la façon d'une poche de stomie) autour de l'orifice anal lors de diarrhées très liquides et abondantes pour des patients alités et incontinents.

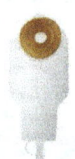

Entérocollecteur fécal

Entérocollecteur fécal (FLEXI SEAL®), est utilisé pour l'incontinence fécale des patients présentant des selles liquides ou semi-liquides. Il s'agit d'un tube collecteur souple qui permet de dévier les matières fécales et de protéger les plaies de toute contamination fécale et réduit le risque de lésions cutanées.

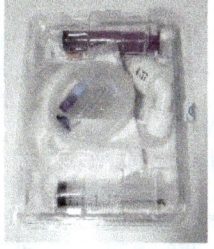

Insérés dans l'anus puis gonflage (env. 45 à 60 ml selon le modèle) d'un ballonnet basse pression avec de l'eau, ils sont plus efficaces que les collecteurs collés (qui sont souvent irritants lors du retrait et souvent sujets au décollement) mais plus chers.
Ils sont munis d'un canal pour irrigation colique.

Urinaire

Sonde urinaire

Sondage urinaire

Indications

Le sondage vésical est indiqué en urgence lors des rétentions vésicales aiguës.

Acte effectué par les IDE sur prescription médicale (article R.4311-7 du CSP) mais le premier sondage chez l'homme sur rétention urinaire doit être effectué par un médecin (article R.4311-10 du CSP)

Pour les sondes urinaires les ∅ sont indiqués en Charrières : 1 Ch ⇔ 1/3 mm. Les plus utilisées chez l'adulte sont les ch 14 (4,7 mm), ch 16 (5.3 mm) et les 18 ch (6 mm).

Matériaux

Le latex (de couleur jaune/marron) est moins cher mais présent un risque d'allergie sont utilisées pour les sondages de courte durée (1 à 2 semaines). Les sondes en silicone (transparentes) sont plus chères mais peuvent être gardés plus longtemps (4 à 6 semaines).

Avantages :
– plus grande résistance à l'incrustation,

Monitorage

– meilleure bio-compatibilité et
– une plus grande lumière interne.
Elles sont transparentes contrairement au latex qui sont jaunes.

Cathéter sus pubien / cystocath
Cathéter vésical posé à travers la paroi abdominale dans la vessie.
(Petite intervention chirurgicale sous anesthésie locale et qui dure moins de 10 minutes effectuée lors d'une rétention vésicale, peut être pratiquée dans la chambre du patient)

Indications
– Rétention vésicale aiguë ou chronique avec **impossibilité** de sondage trans-urétral suite à une **Inflammation** de l'urètre, d'un **adénome** de la prostate, ou d'un **traumatisme** urétral ou du bassin (= contre-indication au sondage).
– Vessie neurogène
– Incontinence.

Urétérostomie
L'urétérostomie est l'abouchement des uretères à la peau, au niveau de l'abdomen, d'où la nécessité d'utiliser une poche de recueil pour les urines (que l'on pourra connecter à une poche à urines).

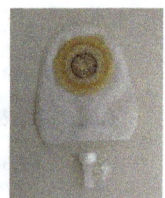

Étui pénien
PENIFLOW®, PENILEX®, ...

Utilisé pour recueillir les urines des patients incontinents ou qui peuvent uriner mais ne peuvent pas se déplacer, ou ne peuvent pas utiliser l'urinal « pistolet » pour uriner, et d'éviter le sondage vésical (qui est souvent mal toléré chez l'homme) et source d'infections urinaires.

Changé toutes les 24 h. Il s'agit d'un soin propre (pas stérile ⇒ n'est pas adapté pour le recueil d'un ECBU). Ne pas décalotter.

La pose de l'étui pénien et le changement de la poche reliée à cet étui sont des soins d'hygiène qui relèvent de la compétence de l'aide-soignant.

Monitorage

Le monitorage consiste en une surveillance continue (ou à intervalles rapprochés) des paramètres physiologiques du patient souvent couplés à un système d'alertes et d'alarmes (sonores et/ou visuelles) pour des valeurs hors de l'intervalle prédéfini par l'utilisateur parfois associés à la possibilité d'enregistrement d'un historique.

On dit monitorer ou scoper un patient (scoper = terme provenant de scope, diminutif d'électrocardioscope qui est l'ancêtre du moniteur multi-paramètre).

Monitorage

Paramètres monitorables

Fréquence cardiaque (FC)

FC ou fréquence cardiaque dont la source peut provenir des **électrodes** de monitorage ECG, du dispositif de mesure de la PA (invasif ou non), ou du capteur de **SpO2**.

Tracé ECG

Permet la surveillance de l'activité électrique du cœur et de donner l'alerte en cas d'anomalie.
Comme on ne peut pas faire de diagnostic sur un scope, il faut un ECG papier 12 dérivations au moins pour faire un diagnostic.

Le tracé du scope permet de suivre de nombreux événements pathologiques en temps réel, (surtout rythmiques : **ESV, TV, FV, Torsades de pointes**) et d'y apporter une réponse appropriée en temps utile (défibrillation en général).

Attention à la dissociation électromécanique !

= **Situation de mort apparente :** pas de pouls ou de PA mais avec (encore) activité ECG,

d'où l'importance de surveiller TOUS les tracés du scope :
la courbe de pression artérielle sanglante si elle est disponible, renseigne sur l'activité mécanique du cœur, sinon on peut se référer à la courbe pléthysmographique (généralement superposable à celle de la courbe de PA invasive) et arriver au lit du patient pour palper si un pouls n'est pas présent ou si des battements cardiaques sont entendus à l'auscultation !!!
On soigne une personne et pas un scope !

Position des électrodes

Généralement la position des électrodes est codifiée, surtout en anesthésie

Pour un scope à 3 brins

* CM5 : céphalique (front = noire), Manubrium sternal (rouge) et V5 (jaune) ou
* CB5 : céphalique (front), back (omoplate droite pour la rouge) et V5
* CS5 : céphalique, sous-claviculaire (rouge) et V5 (V5 correspond au 5ᵉ EIC Gauche Ligne Axillaire Antérieur)

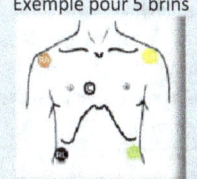

Exemple pour 3 brins — Branchement de réa qui se rapproche du CS5

Exemple pour 5 brins — Positions des électrodes pour câble 5 brins. La position souhaitée de l'électrode blanche (centrale) est en V5

Pour scope à 5 brins

Généralement on la colle l'électrode blanche plutôt au milieu.

Monitorage

Pour faire apparaître le FR il peut être nécessaire de coller les électrodes du bas (Noire = RL et Verte = LL) sur les côtes flottantes (limite inférieure du thorax).

Les moniteurs actuels indiquent souvent quelle électrode est décollée par le message : « default contact » précédé du nom de l'électrode décollé exemple : « RA (Right Arm) default contact » ou « C (central) default contact »

Les tracés qui doivent faire bondir pour vérifier,

s'il y a toujours une efficacité circulatoire, sont ceux de la TV (tachycardie ventriculaire on voit une sorte de « ressort » sur le scope), de la FV (fibrillation ventriculaire) et bien sûr le tracé plat (arrêt cardiaque ou électrodes débranchées).

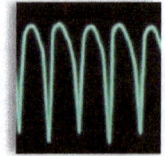

On doit vérifier si le patient est toujours vivant (ou en arrêt circulatoire ?)
⇒ **Palpation d'un pouls périphérique**
puis mesure de la PA pour savoir si ce trouble du rythme est bien toléré (pas d'hypotension).

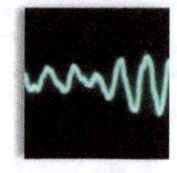

Les complexes QRS à surveiller

Onde de Pardee retrouvé à la phase aiguë de l'IDM	ESV = Extra systole ventriculaire c'est un complexe QRS plus large que les autres (> 0,12 s = 3 petits carreaux sur un ECG papier) et différent des autres QRS

Pression artérielle

La pression artérielle PA désigne souvent la Pression Artérielle non invasive qui est souvent notée **PNI** (Pression artérielle Non Invasive) en français, *on peut aussi la retrouver désignée par les lettres NIBP (Non Invasive Blood Artery Pressure en anglais),*

Mais en réanimation ou en soins intensifs on peut aussi surveiller la **pression artérielle en temps réel d'une façon invasive (PI)** appelée aussi pression artérielle sanglante (vu qu'il s'agit d'un procédé invasif[17])	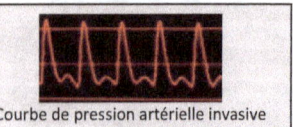
	Courbe de pression artérielle invasive

---

[17] (Mise en place d'un kt dans une artère) permettant de surveiller la pression artérielle en temps réel (courbe affichée en continue sur les scopes de réanimation)

Monitorage

SpO2

Saturation périphérique en oxygène mesurée grâce aux oxymètres de pouls qui peuvent avoir différents types de capteurs :

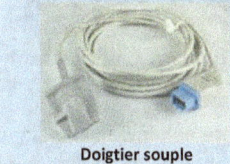
Doigtier souple

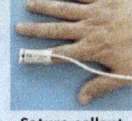
Saturo collant

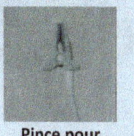
Pince pour l'oreille

- **pince** ou
- de **doigtier** ± souple ou
- **capteur autocollant** (pour le doigt ou le nez) qu'on peut aussi mettre sur le front.
- Il existe aussi des petites pinces pour le lobe de l'oreille.

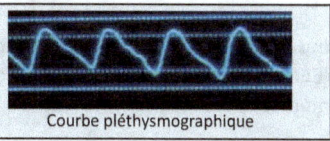

Pour que la mesure soit fiable il faut que le signal soit pulsatile (utilité de l'affichage de la courbe pléthysmographique et que l'index de perfusion PI > 0,3)

Courbe pléthysmographique

Les dispositifs portatifs dont le lecteur est intégré sur la pince ainsi que les montres connectées sont destinées à un usage personnel (et ne sont pas homologuées pour un usage hospitalier, sauf spécification contraire sur la notice).

Température

On peut monitorer (surveiller) en continue la température d'un patient de réanimation grâce à des sondes urinaires munies d'un capteur de température (non fiable en cas d'anurie) ou d'une sonde thermique œsophagienne ou rectale.

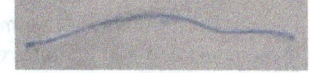

Sonde thermique (œsophagienne ou rectale)

Capnographie

Capnographie = mesure du CO2 expiré (noté aussi EtCO$_2$ = End Tidal CO2)
Le capteur de CO2 se place entre la **sonde d'intubation**, la canule de trachéotomie ou le masque facial et la **tubulure du respirateur** (pièce en T ou raccord coudé ou annelé) ou du BAVU, lorsque l'on ventile au ballon juste après l'intubation (ou lors d'un problème sur le respirateur).

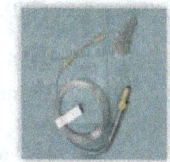

C'est le dispositif de référence pour savoir si la sonde d'intubation est en place.

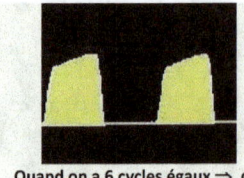
Quand on a 6 cycles égaux ⇒ ok,

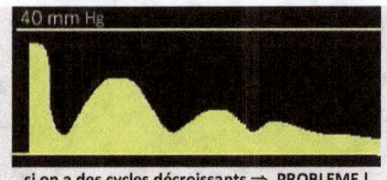
si on a des cycles décroissants ⇒ PROBLEME !

Permet de suivre la capnie des patients d'une manière non invasive (indiqué pour le monitorage peropératoire en cœliochirurgie et en neurochirurgie).

BIS
Mesure du BIS :
C'est un long capteur autocollant placé sur le front et qui va jusqu'au coin de l'œil.

Index BI Spectral utilisé pour la surveillance de l'activité électrique cérébral (EEG). Il mesure la « profondeur » de l'anesthésie pour éviter les épisodes de mémorisation per opératoires.

En réanimation il permet de s'assurer que les patients curarisés (pour être mieux ventilés lors de détresses respiratoires) sont correctement endormis

Une valeur de 100 correspond au sujet éveillé,
on admet qu'une valeur comprise entre 40 et 60 ⇔ à un sujet sous anesthésie générale
et 0 correspond au tracé EEG plat = aucune activité cérébrale

La « profondeur « de l'anesthésie mesurée par cet index, correspond plus précisément à la narcose (sommeil) dans le but de prévenir des événements de mémorisation péri opératoires qui correspondent à des moments où les patients sont paralysés (à causes des curares) mais réveillés : *entendent tout et ressentent tout (que l'on peut déceler grâce à la surveillance du BIS qui est souvent > 60) ce qui impose un approfondissement de la narcose (par des agents anesthésiques intraveineux ou inhalés).*

Aussi utilisés dans certaines réanimations
pour s'assurer de la profondeur de la **sédation** du patient curarisé car cela pose un problème éthique de **curariser** (= paralyser) des patients qui peuvent êtres imparfaitement sédatés (c'est à dire ± réveillés) mais incapables de le manifester par un mouvement à l'ordre du fait de la curarisation (ne peuvent plus ouvrir ou fermer les yeux).

Enregistrement de l'ECG

Faire un ECG revient à enregistrer l'activité électrique du cœur en appliquant des électrodes sur la surface cutanée.
L'ECG standard comporte l'enregistrement de 12 dérivations (6 frontales et 6 précordiales).

Le patient doit être allongé dans un lit (garder entête que tout changement de position modifie le tracé), sans toucher les barrières ou d'éventuels objets métalliques, enlever ses bijoux montres …
Parfois il peut être nécessaire de raser le torse du patient (au moins la position des électrodes pour que le contact électrique soit correct).

ECG standard (12 dérivations)
Pour réaliser un ECG standard :

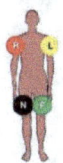 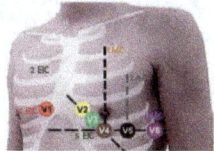 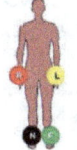 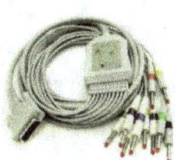 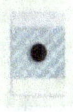

Vue 3/4 Gauche

– il suffit de **coller** les électrodes comme indiqué (sur la planche ci-dessus),
– de **brancher** les câbles sur les électrodes correspondantes, la lettre qu'il faut est inscrite sur les câbles),

– **allumer** l'appareil à ECG (Bouton **On / Off**)
– puis **d'appuyer** sur le bouton **Start**
(L'appareil prends quelques secondes pour analyser le tracé avant de l'imprimer, si rien ne s'imprime vérifier s'il reste du papier).

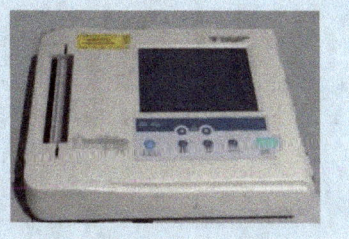

– Vérifier si la qualité technique est correcte puis débrancher les câbles.
(Toutes les dérivations sont visibles et correctement enregistrées, pas de parasites ou de dérive de la ligne de base).

Enregistrement de l'ECG

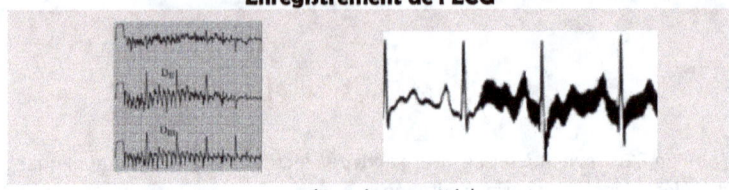

(Tracés parasités)

– Certains tracés ECG imposent des **mesures urgentes** (prise du pouls et de la PA) + appel médecin.

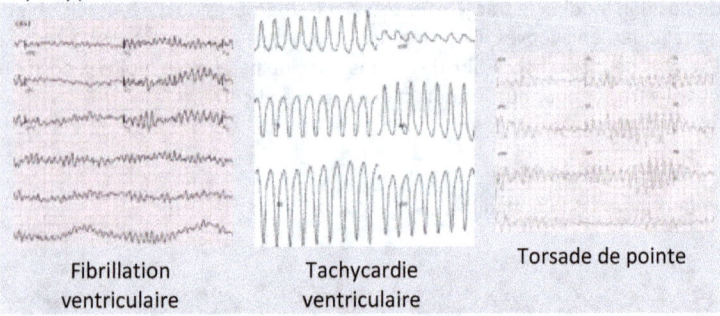

| Fibrillation ventriculaire | Tachycardie ventriculaire | Torsade de pointe |

Pour en savoir plus sur l'ECG, il faut poursuivre la lecture de cet article
et c'est vraiment un minimum car les livres sur l'ECG tournent autour de 300 pages environs !

Branchements pour ECG standard (12 dérivations)
Noms et positions des dérivations
Dérivations frontales (6)
= 3 bipolaires d'Einthoven + 3 unipolaires de Goldberger
On colle les électrodes puis on relie les câbles selon les conventions suivantes :
Le ROUGE noté R.A = RIGHT ARM sur le poignet droit (ou épaule)
Le JAUNE noté L.A = LEFT ARM sur le poignet gauche (ou épaule)
Le NOIR noté R.L. = RIGHT LEG sur la cheville droite (ou crête iliaque)
Le VERT noté L.L. = LEFT LEG sur la cheville gauche (ou crête iliaque)

L'astuce mnémotechnique habituelle, en commençant par la droite,
est le feu (rouge) sur la braise (noir)
et le soleil (jaune) sur la prairie (verte)

La synthèse de ces différentes dérivations (frontales et précordiales) permet de se représenter le cœur en 3 dimensions

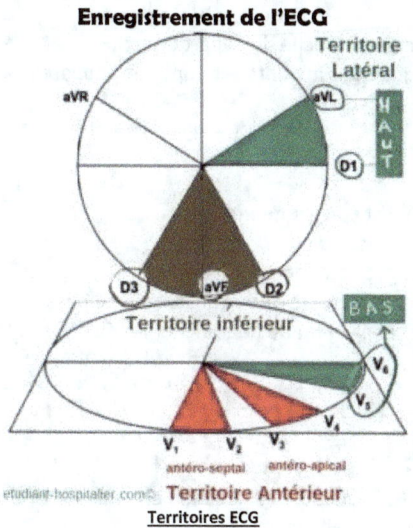

Territoires ECG

ECG 18 dérivations

Pour enregistrer un ECG 18 dérivations il faut rajouter 6 électrodes en plus :
  A placer en sous xiphoïde pour Ve,
  Symétrique à V3 pour V3r
  Et symétrique à V4 pour V4r
  Et poursuivre après V6 sur le 5e EIC pour V7, V8 et V9

Puis <u>**débrancher** les fils de V1 à V6 et les brancher sur les nouvelles électrodes comme suit :</u>
  Mettre fil V1 sur Ve (épigastrique, sous l'appendice xiphoïde)
  Mettre fil V2 sur V3r (symétrique de V3)
  Mettre fil V3 sur V4r (symétrique de V4 à droite)
  Mettre fil V4 sur V7 = Ligne Axillaire Postérieure au 5e EIC
  Mettre fil V5 sur V8 = sous la pointe de l'omoplate au 5e EIC
  Mettre fil V6 sur V9 = en position paravertébrale au 5e EIC
  (entre la pointe de l'omoplate et la ligne des épineuses dorsales)

Réglages et qualité du tracé

Par défaut les appareils modernes sont réglés sur les bonnes valeurs
(1 mm / mV et vitesse de défilement = 25 mm/s)
Ne pas brancher la prise de l'appareil pendant la réalisation de l'ECG si possible (pour éviter les interférences électriques du réseau).

Une fois les électrodes collées et les fils reliés à l'appareil,
– il suffit en général d'allumer l'appareil (Touche **On/Off**)

Examens biologiques

– puis d'appuyer sur la touche de départ (**Start**)
– et **d'attendre quelques instants** le temps que l'appareil analyse le tracé puis démarre l'impression du tracé.

(Attention à la fin du papier ou à l'électrode débranchée qui sont généralement signalés par l'appareil et peuvent parfois empêcher l'impression du tracé ECG).

L'enregistrement est correct quand :
 * toutes les dérivations sont enregistrées
 * et que le tracé est net, non parasité
 * et qu'il n'y a pas de grosse dérive de la ligne de base ...
sinon il doit être refait avant de débrancher les électrodes.

Examens biologiques

FNS

GB / LEUCOCYTES = 4 000 à 10 000 élément/ml (4 à 10 G/L)
Neutropénie = (PNN) <1 500/mm^3 (< 1.5 G/L)
Hémoglobine (Hb) > 12 g/dl ♀ et > 13 g/dl ♂.
Plaquettes = 150 à 400 000 éléments / ml ou (150 à 400 G/L)

COAGULATION / HÉMOSTASE

TP = Taux de Prothrombine (normal > 70%)
INR ou International Normalized Ratio = 1
TCA (Temps de Céphaline Activé = ratio patient/témoin (normal si = 1)
Fibrinogène = 2 – 4 g/L
D-Dimères < 0,5 µg/ml (anciennement 500 µg/l)
Anti-Xa (si utilisation d'une HBPM) = 0,2 – 0,4 UI/mL (en préventif)

BIOCHIMIE
Fonction rénale

Urée = 3 – 7,5 mmol/L (0,18 – 0,45 g/L)
Créatinine =50 µmol/L - 100 µmol/L ♀ et 65 µmol/L - 120 µmol/L ♂
Clearance à la créatinine (DFG) = 80 – 120 ml/min ♀ et 110 – 150 ml/min ♂

Ionogramme / Vitamines

Kaliémie = 3,4 – 4,5 mmol/L
Natrémie = 136 – 145 mmol/L
Chlorémie = 98 – 102 mmol/L
Calcémie = 2,05 – 2,40 mmol/L

Bicarbonates = 22 – 29 mmol/L
Phosphates = 0,81 – 1,45 mmol/L
Magnésium = 0,7 – 0,95 mmol/L
(0,8 – 1,1 mmol/L pour certains)

Vitamine B9 (acide folique) = 10-15 µg/L
Vitamine B12 (cyanocobalamine) = 170-600 pg/mL

Examens biologiques

Vitamine D = 30-50 ng/mL

Glycémie = 0,63 g/L à 1,1 g/L à jeun

Bilan infectieux
CRP (C-Reactive Protein) < 5
PCT ou PROCALCITONINE < 0,1 µg/L (⇔ ng/ml)

Bilan cardiaque
BNP < 100 ng/L
Pour la NT pro BNP < 450 ng/ L
Troponine < 0,2 ng/ml
Lactates < 2 mmol/L

Bilan hépatique (BH ou BHC)
Transaminases ...

ASAT < 50 UI/L (aspartate amino transférase) ou (SGOT) ❤️‍🩹 = cœur et foie
ALAT < 50 UI/L (Alanine Amino Transférase) ou (SGPT) = FOIE
Gamma GT < 55 UI / L
Phosphatases alcalines (PAL) = 40 – 130 UI/L
Bilirubine Totale (5 – 20 µmol/L)
Libre < 17 µmol/L (< 10 mg/mL)
Conjuguée ≤ 5 µmol/L (= 3 mg/mL)
Protidémie (totale) = 60 – 80 g/L
Albumine = 35 – 50 g/L
Préalbumine (ou transthyrétine) > 200 mg/L (état nutritionnel)

Bilan pancréatique
Amylase = 10 – 50 UI/L
Lipase ≤ 160 UI/L

Lexique

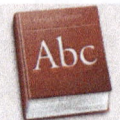

Pour suivre et comprendre la présentation des patients lors des relèves ou lors des discussions diagnostic, il faut avoir un minimum de vocabulaire « médical » et connaître la portée habituelle de ces abréviations :

Chaque entrée de ce lexique comporte une définition ou le texte complet lorsqu'il s'agit d'une abréviation ou d'un acronyme, ± courte description

ACFA = Arythmie Complète par Fibrillation Auriculaire (voir FA)

ACR = Arrêt cardiocirculatoire

AOMI = Artérite Oblitérante des Membres Inférieurs

Lorsque l'athérosclérose touche les artères de la jambe, on parle d'artérite des membres inférieurs (AMI) ou encore d'artériopathie oblitérante des membres inférieurs (AOMI).

AIT = Accident (vasculaire cérébral) Ischémique Transitoire.
Apparition des troubles neurologiques de l'AVC mais qui régressent en moins d'une heure (= nouvelle définition, classiquement le délai était de 24 heures) après 1 heure les lésions ischémiques sont visibles sur l'IRM ⇒ on doit agir en moins de 3 heures.

AVC = Accident Vasculaire Cérébral

Qui peut être **ischémique** quand c'est un vaisseau sanguin cérébral qui se bouche, ou **hémorragique** lorsque c'est la rupture d'un vaisseau sanguin dans le cerveau.

Caractérisé par **l'apparition brutale** de signes **moteurs** (= paralysie ou faiblesse ½ corps, 1 membre ou du visage = déformation de la bouche le plus souvent) ± **sensitifs** (sensation d'engourdissement) ± **sensoriels** (= troubles visuels ou auditifs ou sensation de vertiges) ± **trouble de la parole** ou de la compréhension.

Attention : risque de troubles de la déglutition ! ⇒ ne rien avaler avant avis médical.

AVK = Anti Vitamine K Famille de médicaments anticoagulants oraux

BAV = Bloc Auriculo Ventriculaire (ou Bloc Atrio-Ventriculaire)

Trouble de conduction entre les oreillettes et les ventricules, le blocage de conduction va d'un simple allongement de l'intervalle P-R (BAV du 1ᵉ degré) à une, plusieurs ou toutes les Ondes P bloquées (BAV complet ou du 3ᵉ degré).

BPCO = Broncho Pneumopathie Chronique Obstructive
= est une obstruction des voies respiratoires provoquée par une réponse inflammatoire à des toxiques inhalés et regroupe la bronchite chronique et l'emphysème pulmonaire.

CIMI = Compression Intermittente des Membres Inférieurs
Dispositif utilisé pour prévenir la thrombophlébite quand la prévention médicamenteuse est contre-indiquée.

Coro = Coronarographie = angiographie des artères coronaires consistant en l'injection d'un produit de contraste à l'intérieur de ces artères pour localiser les zones de rétrécissements ou de sténoses provoquées par des plaques d'athérosclérose ou d'athérome.

Cholestase = Gêne à l'écoulement de la bile.

Lexique

La cholestase biologique correspond à une ↗ Bilirubine et γ–GT et Phosphatases Alcalines)

CRP = C – Reactive Protein (marqueur de l'inflammation)

Cyphoplastie (ou Kyphoplastie) C'est une méthode de traitement (de radiologie interventionnelle) pour les fractures/tassement de vertèbre

ECBC = Examen Cyto Bactériologique des Crachats. Examen Bactériologique qui permet de rechercher des bactéries dans les crachats (ou les sécrétions bronchiques des patients).

ECBU = Examen Cyto Bactériologique des Urines

= Examen Bactériologique qui permet de rechercher des bactéries dans les urines des patients.

ECG = Électrocardiogramme,

c'est l'enregistrement de l'activité électrique du cœur en appliquant des électrodes sur la surface cutanée.

ECMO *De l'anglais extracorporeal membrane oxygenation* qui désigne une technique d'assistance circulatoire et respiratoire extra corporelle. **EEG** = Electro Encéphalogramme

Enregistrement de l'activité électrique des cellules nerveuses cérébrales à l'aide d'électrodes placées au contact du cuir chevelu.

EMG = Électromyogramme

Étude de l'activité électrique du muscle au repos et lors de la contraction volontaire au moyen d'un capteur inséré à l'aide d'une aiguille à l'intérieur du muscle étudié.
Permet de déterminer s'il s'agit d'une anomalie *myogène* (lié au muscle) ou *neurogène* (lié à la fibre nerveuse : dénervation)

ENS = Echelle Numérique Simple. Échelle d'auto évaluation de la douleur.

EP = Embolie Pulmonaire = Migration d'un caillot de sang (formé le plus souvent dans les veines des membres inférieurs = phlébite) vers la circulation artérielle pulmonaire où il se retrouve piégé et il y cause des problèmes respiratoires ± important selon l'étendue de l'obstruction. **Peut être mortelle !**

ETO = Echographie Trans Œsophagienne

C'est une échographie réalisée grâce à l'introduction d'une sonde d'échographie par la bouche et qui permet d'avoir des images du cœur (et des gros vaisseaux) de l'intérieur.

Très bonne visualisation des valves cardiaques, suivi et recherche des complications des endocardites (infection des valves cardiaques), détection des caillots sanguins dans l'oreillette gauche et pour l'exploration de l'aorte. **C'est un examen qui nécessite d'être à jeun.**

ETT = Echographie Trans Thoracique. C'est l'échographie habituelle du cœur réalisée par le cardiologue. Permet d'évaluer la fonction cardiaque (Fraction d'éjection), de déceler ou de surveiller des valvulopathies, d'évaluer le retentissement cardiaque de maladie telles que l'HTA, d'évaluer le remplissage vasculaire, de rechercher des signes d'insuffisance cardiaque, de rechercher une zone d'hypokinésie dans les infarctus … **C'est un examen clé en cardiologie**

EVA = Echelle Visuelle Analogique. Échelle d'auto évaluation de la douleur.

FA = Fibrillation Atriale (ou Auriculaire)

= contraction rapide et anarchique des oreillettes provoquant une tachycardie qui fatigue le cœur et lui fait perdre en efficacité. Cette tachycardie peut être paroxystique ou permanente.

Sa gravité est liée au risque thromboembolique et au risque d'insuffisance cardiaque.
L'enjeu principal du traitement est de prévenir la survenue de ces accidents, notamment des accidents vasculaires cérébraux (AVC) ischémiques.

Lexique

FAV = Fistule artérioveineuse appelée simplement *fistule,*

souvent créée (par la connexion chirurgicale entre une veine superficielle et une artère du bras) pour disposer d'un abord veineux superficiel facile d'accès et d'un débit suffisant pour la dialyse rénale. **Pas de prise de la Pression Artérielle sur le bras de la fistule,** ses avantages sont :

- Sa facilité d'emploi
- Son faible taux d'infection
- Sa durée de vie de plusieurs années

Fistule (autre que la FAV crée chirurgicalement pour dialyser le patient)

= Communication anormale d'une cavité avec une autre au cours d'un processus pathologique ; par exemple entre l'œsophage et la trachée, on parle alors de fistule œso-trachéale.

Hématémèse = Vomissement de sang (rouge ou noirâtre)

Hémolyse = Destruction des globules rouges (des hématies)

Hémoptysie = Émission de sang rouge lors d'un effort de toux

HBPM = Héparine de bas poids moléculaire. Médicament anticoagulant utilisé en sous-cutané

HED = Hématome extra dural = Collection sanguine entre l'os et la dure-mère. (Adulte jeune)

HGT = Hémo Gluco Test = mesure de la glycémie capillaire, grâce à de petits appareils utilisant des bandelettes réactives (électrodes) sur lesquels il suffit d'appliquer une goutte de sang prélevée par une petite piqûre au bout du doigt, utilisée pour la surveillance du diabète.

HNF = Héparine Non Fractionnée. Médicament anticoagulant utilisé en intraveineux (héparine de sodium) ou en sous-cutané (héparine de calcium)

HSD = Hématome Sous Dural Collection sanguine constituée entre la dure mère et le cerveau. (sujet âgé)

HTA = Hyper Tension Artérielle. Maladie qui accélère la fatigue du cœur et l'un des premiers facteurs de risque de maladies cardiovasculaires et d'accidents vasculaires cérébraux.

HTAP = Hyper Tension Artérielle Pulmonaire

Tension élevée dans les vaisseaux sanguins des poumons. Ce qui diminue le flux sanguin dans les poumons. Cette diminution oblige le ventricule droit du cœur à pomper plus fort pour amener plus de sang dans les poumons. Cet effort supplémentaire peut aboutir à une insuffisance cardiaque droite.

HTIC = Hyper Tension Intra Crânienne

HTP = Hyper Tension Portale

Augmentation de la pression dans la veine porte (source de varices œsophagiennes avec un risque de rupture et d'hémorragie)

HVG = Hypertrophie Ventriculaire Gauche

IDM = Infarctus du Myocarde. C'est la mort (nécrose) d'une partie plus ou moins grande du muscle cardiaque, lorsque cette zone n'est plus irriguée par les artères coronaires lui apportant normalement l'oxygène transporté par le sang.

IDM stenté = Infarctus du Myocarde ayant bénéficié d'une angioplastie coronaire avec mise en place d'un STENT (= ressort)

Lexique

IEC = Inhibiteur de l'Enzyme de Conversion. Médicament anti HTA

IMAO = Inhibiteur de la Mono Amine Oxydase. Médicament antidépresseur

INR = International Normalized Ratio. Examen biologique utilisé pour la surveillance des traitements par AVK (dérive du TP qu'il remplace)

IOT = Intubation Orotrachéale. Geste de sauvetage consistant en la mise en place d'un tube à l'intérieur de la trachée pour permettre la respiration et/ou la protection des voies aériennes supérieures

IPP = Inhibiteurs de la Pompe à Protons

Médicament bloquant la production d'acide chlorhydrique par les cellules gastriques utilisé pour le traitement et la prévention de l'ulcère gastro-duodénal, l'œsophagite et la prévention de l'ulcère de stress (chez les patients hospitalisés)

ISRS = Inhibiteurs Sélectifs de la Recapture de la Sérotonine

Médicaments antidépresseurs, utilisés aussi dans le traitement de la douleur

Kt = cathéter

Dispositif médical consistant en un tube de diamètre et de souplesse variables fabriqué en différentes matières selon les usages pour lesquels il est destiné.

LATA = Limitation et Arrêt des Thérapeutiques Actives

Consiste à éviter l'obstination déraisonnable identifiée par la loi, il s'agit de suspendre ou de ne pas entreprendre des actes qui « apparaissent inutiles, disproportionnés ou n'ayant d'autre effet que le seul maintien artificiel de la vie ». A différentier de l'euthanasie ou du suicide assisté, qui sont punis par la loi (en France et dans d'autres pays).

LLC = Leucémie Lymphoïde Chronique

= cancer touchant des cellules du sang appelées les lymphocytes B.
Au cours de la LLC, une partie des lymphocytes B ne meurt plus. Et comme leur production se poursuit, ils finissent par s'accumuler dans le sang, dans les ganglions, la rate et la moelle osseuse, ce qui explique l'augmentation de volume des ganglions et de la rate.

LMC = Leucémie Myéloïde Chronique

Cancer du sang touchant la lignée granuleuse associée à une anomalie génétique (chromosome Philadelphie)

MCE = Massage Cardiaque Externe, utilisé pour rétablir une activité circulatoire dans les ACR

Métaplasie = Transformation d'un tissu et donc de ses cellules en un autre tissu

Métastase = localisation secondaire de cellules cancéreuses, loin du cancer initial (dans un autre organe, ganglion, foie, os, poumon,...)

MTEV = Maladie thrombo-embolique veineuse

Regroupe la thrombose veineuse profonde (TVP) et l'embolie pulmonaire (EP).

NIBP = Non Invasive Blood Pressure c'est la PNI en Anglais

OAP = Œdème Aigu du Poumon

Accumulation de liquides dans les espaces extravasculaires pulmonaires entraînant une insuffisance, voir une détresse respiratoire.

Lexique

PA = (voire mesure de la Pression Artérielle)

PAD = Pression Artérielle Diastolique, permet la perfusion coronaire

Une PAD trop basse pourrait compromettre la perfusion coronaire

PAM = Pression Artérielle Moyenne

(Les protocoles récents utilisent la PAM car reflète mieux la perfusion des organes que la PAS)

PAS = Pression Artérielle Systolique (voire la page constantes)

PCR = *Polymerase Chain Reaction*
Méthode de biologie moléculaire d'amplification génique in vitro.
Utilisée pour la recherche de virus ou de dosage de la charge virale.
Elle permet de dupliquer en grand nombre (x milliard) une séquence connue, à partir d'une très faible quantité (picogrammes).

PNI = Pression artérielle Non Invasive

Post-prandial = après le repas

Prurit = Démangeaisons

PR = Poly arthrite Rhumatoïde. = Maladie rhumatismale

PSA = Prostatic Specific Antigen (en anglais) Examen biologique de dépistage de l'adénome de la prostate

PTH = Prothèse Totale de Hanche / utilisée aussi comme abréviation de la parathormone

RAI = Recherche d'Agglutinines Irrégulières (valable 3 jours) à prélever si une transfusion est prévue

Une agglutinine irrégulière est un anticorps de nature IgG, résultant de la stimulation par un antigène de groupe sanguin autre que le système ABO il résulte d'une allo immunisation.

RCP = Réanimation cardio respiratoire

RGO = Reflux gastro-œsophagien. Passage d'une partie du contenu de l'estomac dans l'œsophage en dehors d'un effort de vomissement

SAOS = Syndrome d'Apnées Obstructives du Sommeil
(si appareillé ⇒ possède un petit appareil de VNI à domicile)

Caractérisé par l'arrêt du débit aérien naso-buccal pendant au moins 10 secondes, avec persistance d'efforts ventilatoires pendant l'apnée.

SIB = Syndrome Inflammatoire Biologique. Qui serait en faveur d'une probable infection

SPA = Spondylarthrite Ankylosante = Maladie rhumatismale

TAP scan = Scanner Thoraco-Abdomino Pelvien

TAVI = Transcatheter Aortic Valve Implantation

C'est l'implantation d'une valve aortique par voie percutané

TDM = Tomo Densitométrie (= scanner)

TEP scan = Tomographie à Emission de Positrons

Nécessite d'être à jeun la veille de l'examen, jeun glucidique +++, attention aux solutés de perfusion et aux électrolytes) ou PET scan « positron emission tomography » en anglais

Lexique

TP = Taux de Prothrombine (maintenant remplacé par l'INR)

Examen biologique utilisé pour la surveillance des traitements par AVK

TVP = Thrombose veineuse profonde

C'est la formation de caillots dans les veines profondes de la jambe. Il s'agit de la phlébite. Expose au risque de migration du caillot dans la veine cave inférieure, puis dans les artères pulmonaires (embolie pulmonaire).

VEMS = Volume Expiratoire Maximum Seconde (examen spirométrique)

VHB = Virus Hépatite B

VIH = Virus Immunodéficience Humaine (SIDA)

VVC = Voie Veineuse Centrale

VVP = Voie Veineuse Périphérique

VNI = Ventilation Non Invasive (voir page CO2 et pH)

Matériels en images

Respiratoire

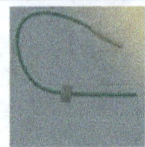 Sonde O2	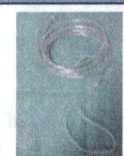 Lunette O2	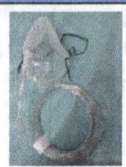 Masque pour O2
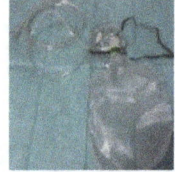 Masque à haute concentration (MHC)	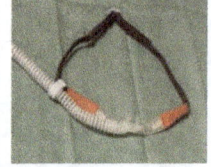 Lunette pour OHD Oxygénothérapie haut débit	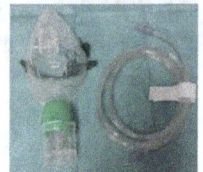 Dispositif pour aérosol sur air comprimé
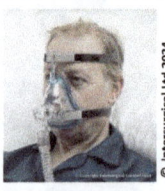 Masque de VNI à fuite	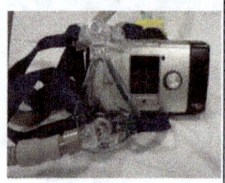 VNI montée	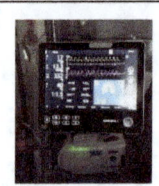 Respirateur
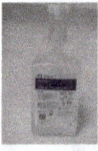 Dispositif pour humidification de l'oxygène (Aquapack ®)	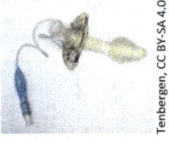 Canule de trachéo	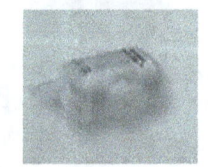 Nez artificiel
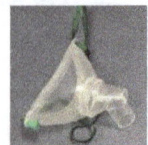 "Banane" pour aérosol sur trachéo	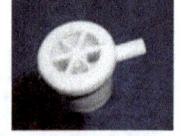 Canule de phonation	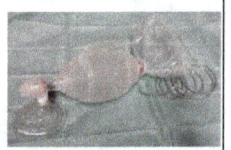 BAVU complet

Matériels en images

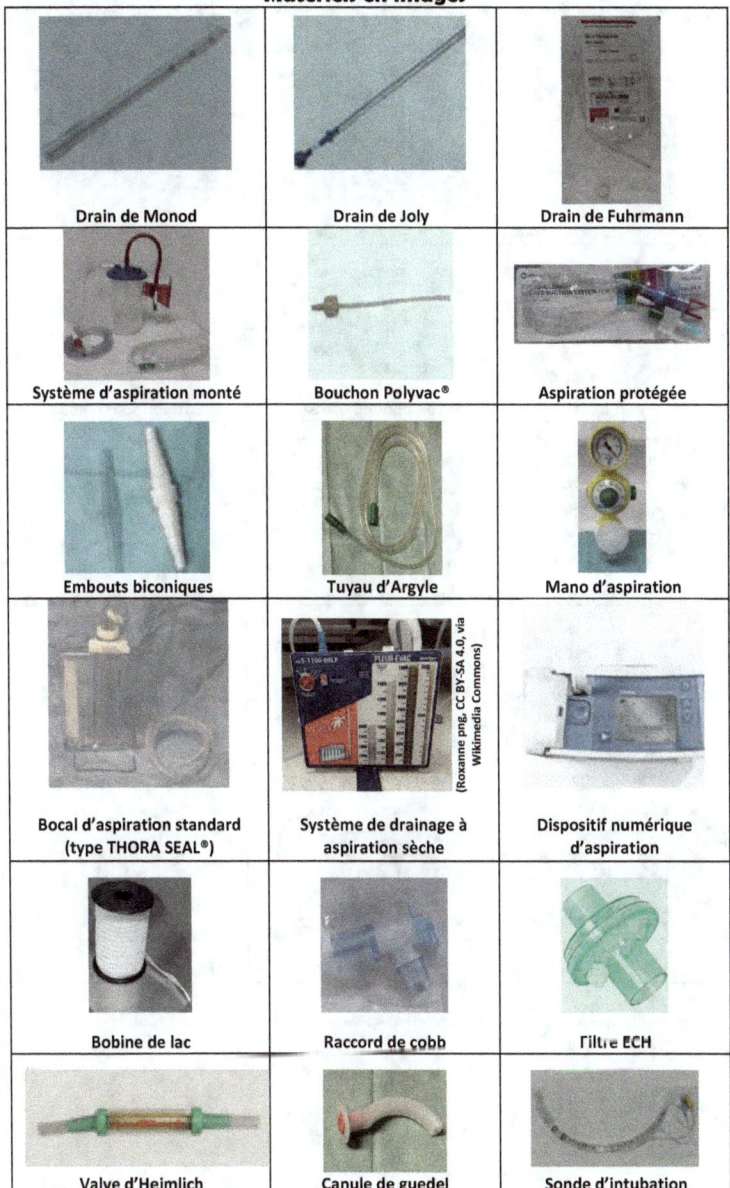

Matériels en images
Circulatoire

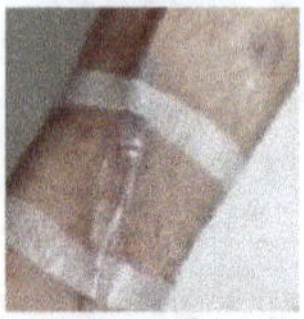

Voie veineuse périphérique	Voie centrale	PICC-LINE
Port à Cath	Pistolet pour intra osseuse	Perfusion sous cutanée
Perfusion intra osseuse	Kt court	Régulateur de débit
Rampe de robinets	Tubulure avec dosiflow®	Embouts seringue pour PSE
Pousse seringue électrique	Pompe volumétrique	Accélérateur de perfusion

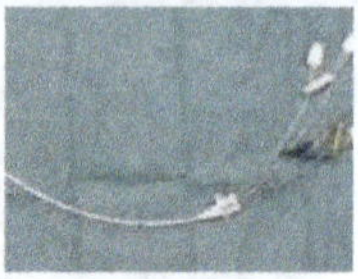

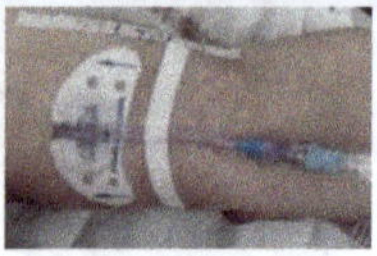

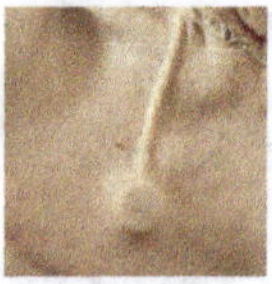

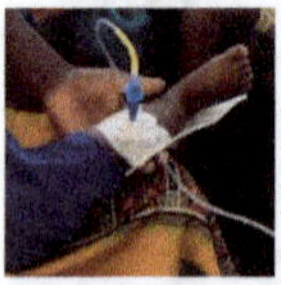

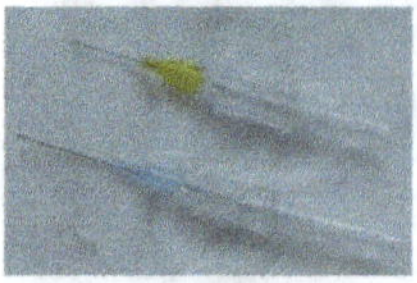

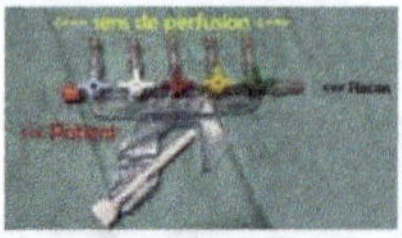

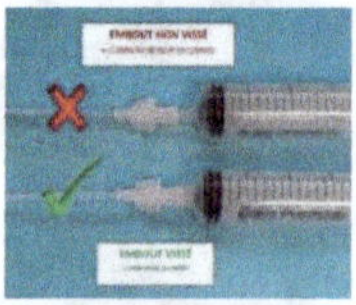

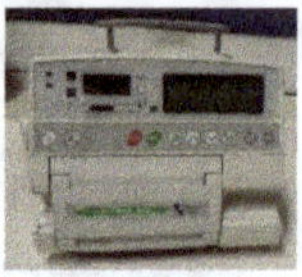

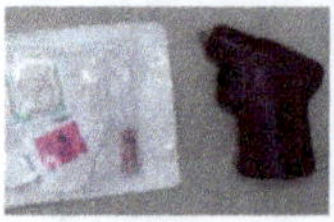

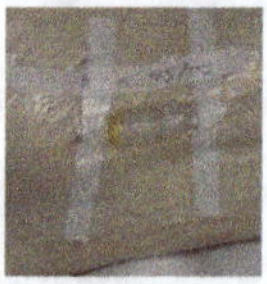

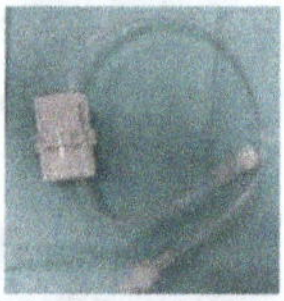

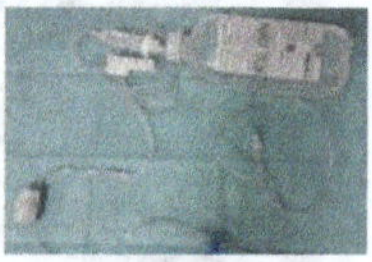

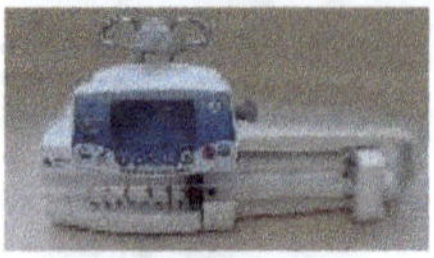

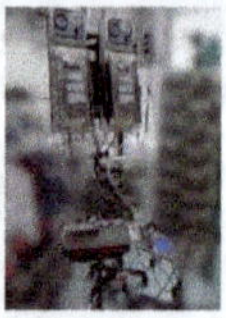

(*) L'image a été recoupée pour ne montrer que la perfusion intra osseuse

Matériels en images
Monitorage

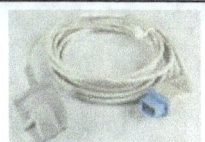 Capteur de SpO2	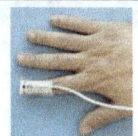 Capteur de SpO2 collants	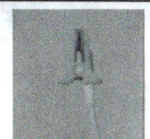 Pince saturation pour l'oreille
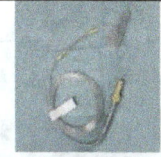 Capteur capno	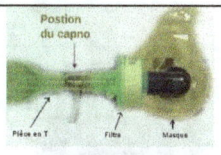 Position capno	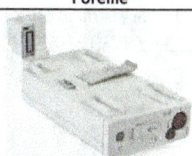 Module capno
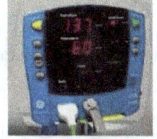 Moniteur de surveillance des paramètres vitaux	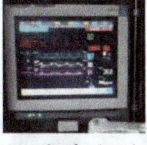 Scope de réanimation	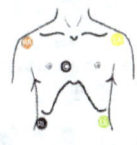 Position des électrodes ECG
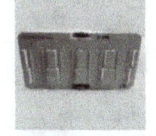 Support artère	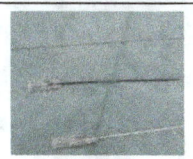 Kt artériel	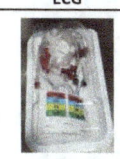 Set PICCO
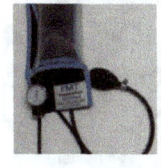 Poche à pression	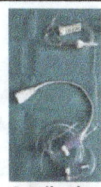 Set d'artère	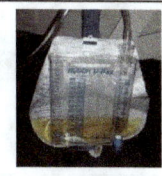 Poche à diurèse horaire
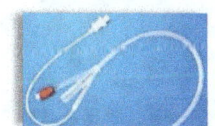 Sonde urinaire thermométrique	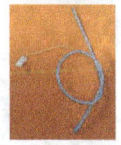 Sonde thermique	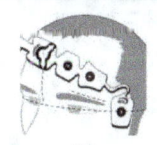 BIS

Matériels en images

Digestif / urinaire

Sonde gastrique double courant (type Salem)	SNG embout EnFit	Gastrostomie
Tubulure alimentation entérale	Pompe d'alimentation entérale	Tubulure pour alimentation et irrigation entérale
Poches de colostomie	Seringue EnFit	Entérocollecteur fécal (FLEXISEAL®)
Sonde rectale	Sondes urinaires	Etui pénien

Scores

Neurologiques

Glasgow

Ouverture des yeux	4	Spontanée
	3	À la demande
	2	À la douleur
	1	**AUCUNE**
Réponse VERBALE	5	Orientée
	4	Confuse
	3	Inappropriée
	2	Incompréhensible
	1	**AUCUNE**
Réponse MOTRICE	6	À l'ordre
	5	Localise la douleur
	4	Retrait à la douleur
	3	Flexion (Décortication)
	2	Extension (Décérébration)
	1	**AUCUNE**

≤ 8 ⇒ intubation (car risque d'inhalation)

SAS

Score de sédation-agitation (SAS)

Niveau	État	Comportements
7	Agitation dangereuse	Le patient tire sur le tube trachéal, essaie de sortir du lit, attaque le personnel, bouge de tous les côtés
6	Grande agitation	Le patient ne se calme pas, malgré des directives verbales fréquentes, et doit être immobilisé
5	Agitation	Le patient est anxieux ou un peu agité, essaie de s'asseoir et se calme quand on lui donne des directives verbales
4	Calme et coopération	Le patient est calme, se réveille facilement et suit les directives
3	Sédation	Le patient se réveille difficilement, même s'il se réveille quand on lui parle ou qu'on le secoue doucement, et il se rendort
2	Forte sédation	Le patient se réveille si on le touche, mais il ne communique pas et ne suit pas les directives
1	Coma	Le patient réagit peu ou ne réagit pas, malgré des stimulus sensoriels douloureux, ne communique pas et ne suit pas les directives

Riker RR, et coll. *Crit Care Med.* 1999;27:1325-1329.
Brandl K, et coll. *Pharmacotherapy.* 2001;21:431-436.

Scores

RASS

C'est une cotation symétrique, avec des valeurs **positives pour l'agitation**, et des **valeurs négatives pour le niveau de conscience** autour d'un point 0 correspondant à un patient calme et éveille. **Excellente reproductibilité.**

+4	combatif	combatif, danger immédiat envers l'équipe.
+3	très agité	tire, arrache tuyaux et cathéters et/ou agressif envers l'équipe
+2	agité	mouvements fréquents sans but précis et/ou désadaptation au respirateur
+1	ne tient pas en place	anxieux ou craintif, mais mouvements orientés, peu fréquents, non vigoureux, non agressifs
0	éveillé et calme	
-1	somnolent	Pas complètement éveillé, mais reste éveillé avec contact visuel à l'appel (> 10 sec)
-2	↘ légère de la vigilance	Reste éveillé brièvement avec contact visuel à l'appel (< 10sec)
-3	↘ modérée de la vigilance	N'importe quel mouvement à l'appel (ex : ouverture des yeux) mais pas de contact visuel
-4	↘ profonde de la vigilance	Aucun mouvement à l'appel, n'importe quel mouvement à la stimulation physique (friction non nociceptive de l'épaule ou du sternum)
-5	non réveillable	Aucun mouvement, ni à l'appel, ni à la stimulation physique (friction non nociceptive de l'épaule ou du sternum)

Echelle de vigilance-agitation de Richmond (Richmond agitation sedation scale RASS)
1. Sessler CN, et al. The Richmond Agitation Sedation Scale: validity and reliability in adult intensive care unit patients. Am. J. Respir. Crit. Care Med. 2002;166:1338–44.
2. Arevalo JJ, et al. Palliative Sedation: Reliability and Validity of Sedation Scales. J. Pain Symptom Manage. 2012;44:704–14.
3. Chanques G, Jaber S, et al. [Validation of the french translated Richmond vigilance-agitation scale]. Ann. Fr. Anesthésie Réanimation. 2006;25:696–701.

Ramsay

Niveau 1 : malade anxieux et agité
Niveau 2 : malade coopérant, orienté et tranquille
Niveau 3 : réponse seulement à la commande
Niveau 4 : vive réponse à la stimulation de la glabelle
Niveau 5 : faible réponse à la stimulation de la glabelle
Niveau 6 : aucune réponse à la stimulation de la glabelle

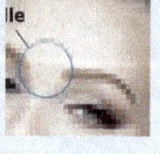

Glabelle = région située entre les sourcils et au-dessus du nez
Réflexe glabellaire ou fronto-orbiculaire

Scores

Rudkin

Utilisée lors de sédations palliatives

(1) Patient complètement éveillé et orienté

(2) Patient somnolent

(3) Patient avec les yeux fermés, mais répondant à l'appel

(4) Patient avec les yeux fermés, mais répondant à une stimulation tactile légère (traction du lobe de l'oreille)

(5) Patient avec les yeux fermés, ne répondant pas à une stimulation tactile légère (traction du lobe de l'oreille).

L'objectif lors d'une sédation terminale est de 5

Confusion / cognition

Évaluation de la confusion chez la personne âgée (CAM-10)

Confusion Assessment Method (version longue)
(Inouye et al. Clarifying confusion: the confusion assessment method. A new method for detection of delirium. Ann Intern Med 1990;113(12):94 1-8.) Traduction par Laplante et al. Perspect Infirm 2005;3(1):12-22.)

1. **Début soudain et fluctuation des symptômes ;**
2. **Inattention ;**
3. Désorganisation de la pensée ;
4. Altération de la conscience ;
5. Désorientation ;
6. Troubles mnésiques ;
7. Anomalies de la perception ;
8. Agitation psychomotrice ou ralentissement psychomoteur ;
9. Perturbation du rythme veille-sommeil.

Version courte CAM 4

(Confusion Assessment Method)

Critère 1 : Début soudain et fluctuation des symptômes (requis)

Critère 2 : Inattention (requis)

Critère 3 : Désorganisation de la pensée (optionnel)

Critère 4 : Altération de l'état de conscience (optionnel)

INTERPRÉTATION

Pour porter le diagnostic de confusion, les items 1 et 2 sont requis, les items 3 ou 4 devraient être présents mais sont optionnels. Il est parfois nécessaire de répéter le test.

MMS

Mini Mental State = Test de détection des troubles cognitifs

Pour un MMS donnée la démence est :
sévère < 10 < modérée < 20 < légère

Scores

Sevrage alcoolique (Score de CUSHMAN)

Le score de Cushman est un score de surveillance du sevrage alcoolique.

Points	0	1	2	3
Pouls (Si T < 38°C)	< 80	81-100	101-120	120
PA systolique (+ 10 mmHg après 50 ans)	< 135	136-145	146-155	> 155
FR	< 16	16-25	26-35	> 35
Tremblements	0	Main en extension	Tout le MS	Généralisé
Sueurs (Si T < 38°C)	0	PAUMES	Paumes + front	Généralisées
Agitation	0	Discrète	Généralisée contrôlable	Généralisée et incontrôlable
Troubles sensoriels	0	Phonophobie Photophobie Prurit	Hallucinations critiquées	Hallucinations non critiquées

RÉFÉRENCE Cushmann PJ, Forbes R, Lerner W et al. Alcohol withdrawal syndromes : clinical management with lefoxidine. Alcohol Abuse 1985 ; 1103-8.

Score < 7 : état clinique contrôlé
⇒ hydratation + vitaminothérapie (score /4h pendant 48h)

Score de 7 à 14 : sevrage modéré
⇒ BZD + hydratation + vitaminothérapie

Score > 14 : sevrage sévère
⇒ réanimation

Les BZD les plus utilisées = diazépam, oxazépam, midazolam
(Intérêt de l'oxazépam en cas d'insuffisance hépatique car élimination rénale)
Vitaminothérapie
B1 (prévention du syndrome de korsakoff et de l'encéphalopathie de Wernicke) ;
B6 (prévention des convulsions et des neuropathies) ;
PP (cofacteur de la B1)

Évaluation de la douleur

Par excès de nociception

ENS

On demande au patient de donner une **note de 0 à 10** à sa douleur.
(Zéro étant l'absence de douleur et dix, la douleur maximum imaginable)

Scores

EVA

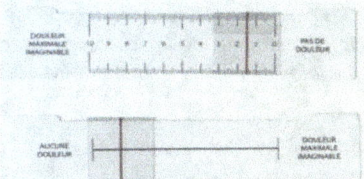

Neuropathique / neurogène +++

Importantes à diagnostiquer car les douleurs neurogènes / neuropathique ne répondent pas aux antalgiques habituels ni même aux morphiniques !

On risque d'aller inutilement dans l'escalade des paliers antalgiques sans trop d'efficacité.

Le questionnaire DN4 ci-dessous est un outil qui permet le diagnostic d'une douleur neurogène avec une très bonne sensibilité et spécificité.

Questionnaire DN4
(D'après : Bouhassira D et al. Pain 2004 ; 108 (3) : 248-57)

Questions aux patients
La douleur présente-t-elle une ou plusieurs caractéristiques suivantes ?
1. Brûlure,
2. Sensation de froid douloureux,
3. Décharges électriques,
4. Fourmillements,

La douleur est-elle associée à un ou plusieurs des symptômes suivants dans une même région ?
5. Picotements,
6. Engourdissement,
7. Démangeaisons

Examen du patient
La douleur est-elle localisée dans un territoire où l'examen met en évidence :
8. Une hypoesthésie au toucher ?
9. Une hypoesthésie à la piqûre ?

La douleur est-elle provoquée ou intensifiée par :
10. Le frottement ?

Si le score du patient[18] est égal ou supérieur à 4/10,
le test est positif (sensibilité à 82,9 % ; spécificité à 89,9 %)
D'après Bouhassira D et al. Pain 2004 ; 108 (3) : 248-57.

Le 1ᵉ traitement efficace contre la douleur neurogène a été la carbamazépine (anti épileptique) il a été utilisé dans la ***névralgie faciale du trijumeau***, il a été suivi par l'***amitriptyline*** *(antidépresseur tricyclique)* souvent utilisé pour les douleurs à type de ***fourmillements*** ou de ***brûlures*** puis par le ***clonazépam*** pour les douleurs à type de ***décharges électriques***.

---

[18] Somme de réponses OUI aux questionnaire DN4.

Scores

*Ont été rajoutés pour les **anti épileptiques** : la gabapentine et la prégabaline, pour les **antidépresseurs** : la duloxétine (= inhibiteur de la recapture de la sérotonine et de la noradrénaline et la venlafaxine (= ISRS) en hors AMM.*

Et en cas de troubles de la communication

ALGOPLUS (5 items)
La douleur est présente pour un score ≥ 2/5

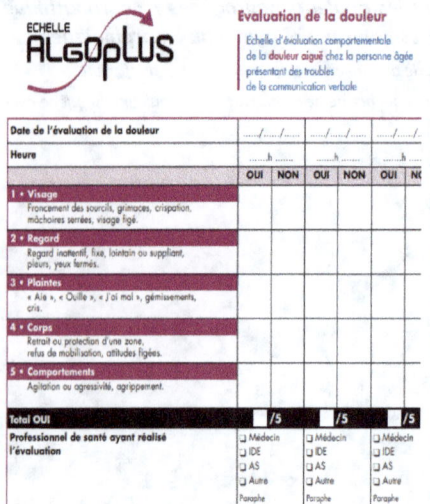

(Recopie des items du tableau pour plus de lisibilité sur ce petit format)

Visage
Froncement des sourcils, grimaces, crispation, mâchoires serrées, visage figé

Regard
Inattentif, fixe, lointain ou suppliant, pleurs, yeux fermés

Plaintes
« Aïe », « ouille », « j'ai mal », gémissements, cris

Corps
Retrait ou protection d'une zone, refus de mobilisation, attitudes figées

Comportement
Agitation ou agressivité, agrippement

© **Association DOLOPLUS**
(Téléchargeable à l'adresse https://www.doloplus.fr/pdf/algoplus-fr.pdf)

Scores

DOLOPLUS (10 items)
La douleur est présente pour un score ≥ 5/30

ECHELLE DOLOPLUS
EVALUATION COMPORTEMENTALE DE LA DOULEUR CHEZ LA PERSONNE AGEE

NOM :   Prénom :

Service :

Observation comportementale

RETENTISSEMENT SOMATIQUE

1 • Plaintes somatiques
- pas de plainte — 0
- plaintes uniquement à la sollicitation — 1
- plaintes spontanées occasionnelles — 2
- plaintes spontanées continues — 3

2 • Positions antalgiques au repos
- pas de position antalgique — 0
- le sujet évite certaines positions de façon occasionnelle — 1
- position antalgique permanente et efficace — 2
- position antalgique permanente inefficace — 3

3 • Protection de zones douloureuses
- pas de protection — 0
- protection à la sollicitation n'empêchant pas la poursuite de l'examen ou des soins — 1
- protection à la sollicitation empêchant tout examen ou soins — 2
- protection au repos, en l'absence de toute sollicitation — 3

4 • Mimique
- mimique habituelle — 0
- mimique semblant exprimer la douleur à la sollicitation — 1
- mimique semblant exprimer la douleur en l'absence de toute sollicitation — 2
- mimique inexpressive en permanence et de manière inhabituelle (atone, figée, regard vide) — 3

5 • Sommeil
- sommeil habituel — 0
- difficultés d'endormissement — 1
- réveils fréquents (agitation motrice) — 2
- insomnie avec retentissement sur les phases d'éveil — 3

RETENTISSEMENT PSYCHOMOTEUR

6 • Toilette et/ou habillage
- possibilités habituelles inchangées — 0
- possibilités habituelles peu diminuées (précautionneux mais complet) — 1
- possibilités habituelles très diminuées, toilette et/ou habillage étant difficiles et partiels — 2
- toilette et/ou habillage impossibles, le malade exprimant son opposition à toute tentative — 3

7 • Mouvements
- possibilités habituelles inchangées — 0
- possibilités habituelles actives limitées (le malade évite certains mouvements, diminue son périmètre de marche) — 1
- possibilités habituelles actives et passives limitées (même aidé, le malade diminue ses mouvements) — 2
- mouvement impossible, toute mobilisation entraînant une opposition — 3

RETENTISSEMENT PSYCHOSOCIAL

8 • Communication
- inchangée — 0
- intensifiée (la personne attire l'attention de manière inhabituelle) — 1
- diminuée (la personne s'isole) — 2
- absence ou refus de toute communication — 3

9 • Vie sociale
- participation habituelle aux différentes activités (repas, animations, ateliers thérapeutiques,…) — 0
- participation aux différentes activités uniquement à la sollicitation — 1
- refus partiel de participation aux différentes activités — 2
- refus de toute vie sociale — 3

10 • Troubles du comportement
- comportement habituel — 0
- troubles du comportement à la sollicitation et itératif — 1
- troubles du comportement à la sollicitation et permanent — 2
- troubles du comportement permanent (en dehors de toute sollicitation) — 3

SCORE

COPYRIGHT

(Téléchargeable à l'adresse https://www.doloplus.fr/pdf/doloplus-fr.pdf)
© Association DOLOPLUS

Scores

BPS (Behavior Pain Scale) 3 items
La douleur est présente pour un score ≥ 4 /12

Échelle utilisée pour évaluer la douleur chez le patient de réanimation intubés.

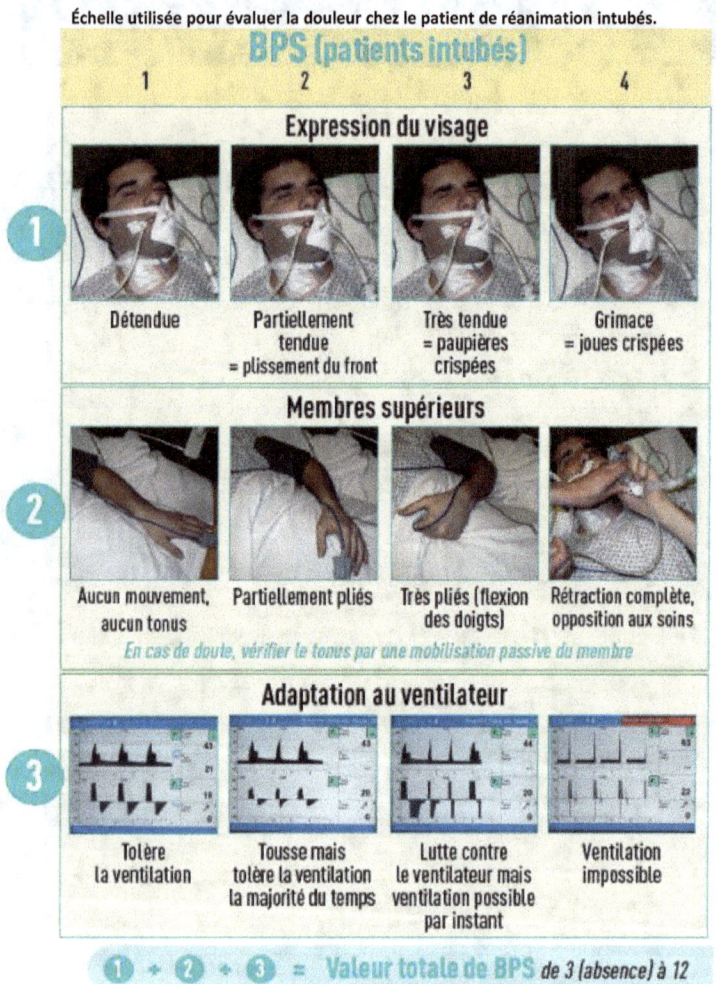

(Téléchargeable sur le site de la SFAR, https://sfar.org/download/echelle-bps/)

Scores

Échelle utilisée pour évaluer la douleur chez le patient de réanimation non intubés.

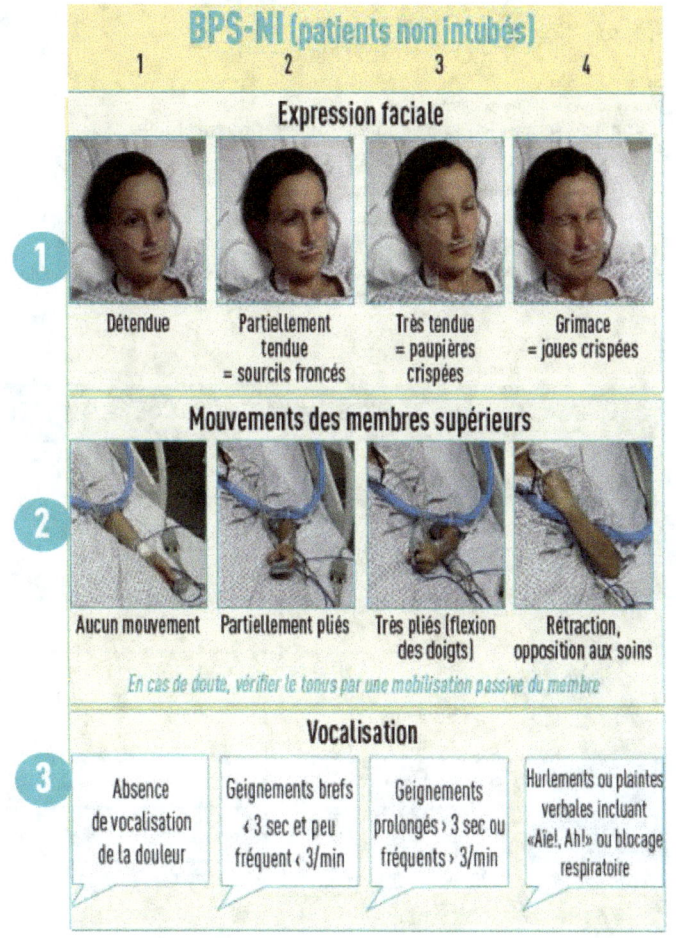

Image Gérald Chanques

1. Payen JF, Bru O, Bosson JL, Lagrasta A, Novel E, Deschaux I, et al. Assessing pain in critically ill sedated patients by using a behavioral pain scale. Crit Care Med, 2001; 29: 2258- 63 2. Payen JF, Bosson JL, Chanques G, Mantz J, Labarere J, and Investigators D. (2009) Pain assessment is associated with decreased duration of mechanical ventilation in the intensive care unit : a post Hoc analysis of the DOLOREA study. Anesthesiology; 111:1308-16. 3. Aïssaoui Y, Zeggwagh A, Zekraoui A, Abidi K, Abouqal R. (2005) Validation of a behavioral pain scale in critically ill, sedated, and mechanically ventilated patients. AnesthAnalg; 101:1470-76

(téléchargeable sur le site de la SFAR, https://sfar.org/download/echelle-bps/)

Scores

Respiration

Score CRB 65
D'après Lim WS et al. Thorax 2003;58:377-82

Il s'agit du score CRUB 65 simplifié (on a retiré l'urémie)
- **Confusion**
- **Respiration** (Fréquence Respiratoire > 30 min.)
- **Blood pressure** (PA systolique < 90 mmHg ou PA diastolique ≤ 60 mmHg)
- **65** (âge ≥ 65 ans)

Si aucun de ces critères n'est présent le traitement ambulatoire est possible sinon il faut une évaluation hospitalière

Score de NEWS2
(D'après Royal College of Physician 2017)

Physiological parameter	3	2	1	Score 0	1	2	3
Respiration rate (per minute)	≤8		9–11	12–20		21–24	≥25
SpO_2 Scale 1 (%)	≤91	92–93	94–95	≥96			
SpO_2 Scale 2 (%)	≤83	84–85	86–87	88–92 ≥93 on air	93–94 on oxygen	95–96 on oxygen	≥97 on oxygen
Air or oxygen?		Oxygen		Air			
Systolic blood pressure (mmHg)	≤90	91–100	101–110	111–219			≥220
Pulse (per minute)	≤40		41–50	51–90	91–110	111–130	≥131
Consciousness				Alert			CVPU
Temperature (°C)	≤35.0		35.1–36.0	36.1–38.0	38.1–39.0	≥39.1	

https://www.rcplondon.ac.uk/projects/outputs/national-early-warning-score-news-2

Score de 0 – 4 = faible risque
Score de 5 – 6 = risque moyen
Un score ≥ 7 = risque élevé

Un seul score rouge (3) dans un paramètre ⇒ examen médical urgent pour déterminer la cause et décider si une escalade des soins est nécessaire.

Un score de NEWS2 moyen (5-6)
⇒ examen médical urgent pour décider d'urgence si nécessité d'une escalade thérapeutique (⇒ hospitalisation systématique pour l'IHU marseillais)

Scores

Un score de NEWS2 élevé (7 ou plus) ⇒ **avis réa**

Score ROX
Utilisé pour surveiller des patients présentant une détresse respiratoire mis sous oxygénothérapie à haut débit

Formule de calcul : Score ROX = (SpO2/FiO2) / FR

Valeur prédictive

Escarres
Classification des stades de l'escarre
<small>(NPUAP ; 1998, www.npuap.org). Traduit de l'anglais par l'ANAES (Agence Nationale de l'accréditation et de l'évaluation en Santé)</small>
« L'escarre est une lésion ischémique localisée au niveau de la peau et/ou des tissus sous-jacents, située en général sur une saillie osseuse. Elle est le résultat d'un phénomène de pression, ou de pression associée à du cisaillement. Un certain nombre de facteurs favorisants ou imbriqués dans la survenue d'escarre y sont associés : leur implication doit être encore élucidée. »

Stade 1
Altération observable d'une peau intacte, liée à la pression et se manifestant par une modification d'une ou de plusieurs des caractéristiques suivantes en comparaison avec la zone corporelle adjacente ou controlatéral : **température** de la peau (chaleur ou froideur), **consistance** du tissu (ferme ou molle) et/ou **sensibilité** (douleur, démangeaisons).

Chez les personnes à la peau claire, **l'escarre apparaît comme une** rougeur persistante localisée, alors que chez les personnes à la peau pigmentée, l'escarre peut être d'une teinte rouge-bleue ou violacée persistante.

Stade 2
Perte d'une partie de l'épaisseur de la peau ; cette perte touche l'épiderme et le derme.
L'escarre est superficielle et se présente cliniquement comme une abrasion, une phlyctène ou une ulcération peu profonde.

Stade 3
Perte de toute l'épaisseur de la peau avec altération ou nécrose du tissu sous-cutané ; celle-ci peut s'étendre jusqu'au fascia, mais pas au-delà.
= ulcération profonde avec ou sans envahissement des tissus environnants.

Stade 4
Perte de toute l'épaisseur de la peau avec destruction importante des tissus, ou atteinte des

muscles, des os, ou des structures de soutien (par exemple des tendons, des articulations).

Matelas anti escarre

La condition indispensable pour avoir une escarre est l'appui prolongé, qui résulté généralement d'un alitement prolongé.

L'un des moyens utilisés pour éviter cet appui prolongé est l'utilisation de matelas à air composés de boudins qui se gonflent et se dégonflent alternativement

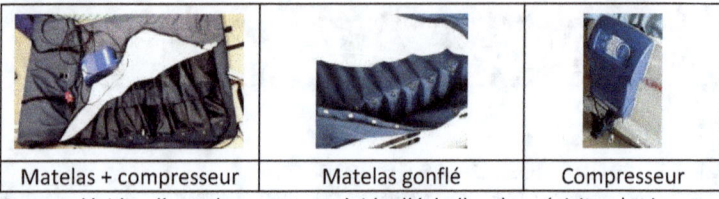

| Matelas + compresseur | Matelas gonflé | Compresseur |

Et pour décider d'un tel support on s'aide d'échelles de prévision du risque d'escarre (NORTON, WATERLOW ou BRADEN)

L'échelle de NORTON

Créée en 1962 par Nora Norton, infirmière en Grande-Bretagne.
Elle n'a été validée que chez les plus de 65 ans et ne prend pas en compte le statut nutritionnel.

Dans cette échelle plus le score est élevé moins il y a de risque d'escarre
C'est une échelle souvent utilisée en gériatrie.

CONDITION PHYSIQUE	ETAT MENTAL	ACTIVITÉ	MOBILITÉ	INCONTINENCE	
BONNE	BON	AMBULATOIRE	TOTALE	Aucune	4
Moyenne	APATHIQUE	Marche avec aide	DIMINUÉE	Occasionnelle	3
Pauvre	CONFUS	ASSIS	Très limitée	Urinaire	2
Très mauvaise	Inconscient	TOTALEMENT Aidé	Immobile	Urinaire et fécale	1
... / 4	... / 4	... / 4	... / 4	... / 4	⇐ Sous-total
				Total général =	... / 20

Type de support selon le score de NORTON

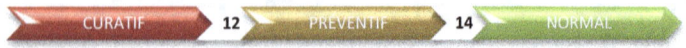

Rappel du risque d'escarre :
Elevé ≤ 12 < Modéré ≤ 14 < Faible ≤ 16

Scores

L'échelle de WATERLOW

Créée en 1985 par Mrs WATERLOW en Grande-Bretagne.
Cette échelle est utilisée chez les sujets plutôt jeunes,
(elle affecte un score très important à l'âge.)

Assez compliquée et comporte de nombreux items (âge et sexe, continence, mobilité, nutrition, état de la peau, appétit, masse corporelle, atteintes neurologiques, médicaments ...)

C'est la seule échelle où le risque d'escarre augmente avec le score.
Pas de risque < 10 < faible risque < 15 < haut risque < 20 < très haut risque

L'échelle de BRADEN

Créé en 1987 par Barbara Braden et Nancy Bergström (U.S.A).
Son intérêt réside dans sa **simplicité** et sa **validation dans de nombreuses études internationales**

Dans cette échelle plus le score est élevé moins il y a de risque d'escarre

Surtout utilisée en réanimation

Score de BRADEN

	Sensibilité	Mobilité	Activité	Nutrition	Humidité	Friction	
1	NULLE	NULLE	LIT	Très pauvre	Constante	Présente	6
2	↓↓↓	↓↓↓	Fauteuil	Insuffisante	Fréquente	Probable	12
3	↓	↓	Marche	Correcte	Parfois	Absente	18
4	NORMALE	NORMALE	NORMALE	Excellente	Rare	Absente	23

Type de support selon le score de BRADEN

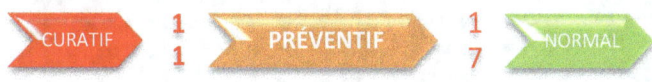

Isolements

Les mesures d'isolement en milieu hospitalier visent à minimiser la transmission de maladies infectieuses entre les patients et le personnel de soins.

Ils peuvent êtres de 2 types : protecteurs ou septiques

Les moyens disponibles pour appliquer ces mesures sont les EPI (équipements de protection individuels) et les équipements complexes tels que les dispositifs de traitement de l'air (bloc opératoire et réanimations).

Précautions standards
Lavage hygiénique des mains et frictions hydroalcoolique[19].

Technique (FHA / lavage des mains)
1 Paume contre paume
2 Paume / dos des mains
3 Doigts entrelacés
4 Phalanges / paumes
5 Pouces
6 Ongles
7 Poignets

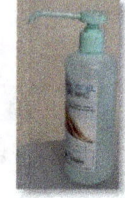

Conditions de la FHA
La FHA (friction hydro alcoolique des mains) s'effectue sur des mains sèches en remplacement du lavage des mains (au savon doux ou antiseptique) en l'absence de souillure visible des mains.

Pas de faux ongles, pas de vernis et ongles courts
Pas de bijoux ou de montre

Quand ?
Avant
Avant contact direct avec le patient, avant d'enfiler des gants, soin propre ou acte invasif

Après
Le soin, le contact avec le patient, la contamination, le retrait des gants

---

[19] après lavage hygiénique des mains ou quand les mains sont macroscopiquement propres

Isolements

Equipements de protection individuels (EPI)

Pour pouvoir utiliser les EPI, il faut d'abord signaler les isolements grâce aux Unités Mobiles de Protection qui comportent en plus du type d'isolement un petit rappel des précautions à prendre.

Gants

Sans latex et non poudrés
(la poudre ⇒ lavage des mains, l'utilisation des SHA n'est pas possible).
Avant tout soin contaminant
Changement : 1 soin = 1 paire de gants

Masques

Masque antiprojection avec lunettes de sécurité ou masque-visière lors de soins avec risque de projection de sang, de liquide biologique.

Masques antiprojections pour le patient qui présente une toux d'origine dès son admission en établissement ou lorsqu'il circule hors de sa chambre en milieu de soins.

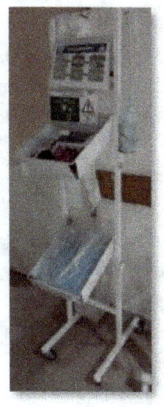

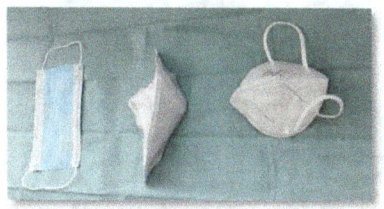

Surblouse / Tablier

Lors de soins souillant ou mouillants ou exposition aux liquides biologiques

Surchaussures

A éviter à l'exception des secteurs interventionnels (bloc opératoires)

Quelles précautions complémentaires appliquer avant isolement de l'agent pathogène :

En cas de toux *et/ou* syndrome méningé ⇒ *CONTACT* + *GOUTTELETTES*
En cas de pneumopathie ⇒ *CONTACT* + *AIR*

Isolements

	CONTACT	AIR	GOUTTELETTES
Éléments de protection	tablier*	MASQUE FFP2 jeter hors chambre	Masque CHIR-IIR jeter hors chambre
CHAMBRE	seule	seule fermée	seule fermée
UMP	gants	Gants et masques FFP2 (masques → DASRI)	Gants et masques CHIR-II (masques → DASRI)
DASRI	cartodec en chambre	Sac DASRI en chambre	Sac DASRI en chambre

Précautions complémentaires

De type Protecteur

Les isolements protecteurs sont destinés à protéger les personnes immunodéprimées.

Neutropénie = (PNN) <1500/mm3 (= 1.5 G/L) **expose à un risque infectieux**, d'autant plus important qu'elle est profonde (PNN <500/mm3 = 0,5 G/L) et/ou prolongée (> 7 jours).
Le diagnostic des infections dans ces situations est rendu difficile par la relative pauvreté des symptômes cliniques pouvant conduire à des tableaux sévères en cas de retard diagnostique.

De type contact

Pour maîtriser la transmission croisée de certains germes du fait de leur pouvoir pathogène ou s'ils sont multi-résistants aux antibiotiques (BMR) :
SARM = staphylocoques a sensibilité diminuée à la méticilline
Entérobactéries productrices de BLSE (**EBLSE**) = béta lactamases à spectre étendu
(*Acinetobacter baumanii, Pseudomonas aeruginosa, E. Coli*)
ERG = entérocoques résistants aux glycopeptides : clostridium difficile toxinogènes

Infection ou agents pathogène	Isolement	levée des isolements
Abcès fistulisés, suppurations importantes	Contact	Après cicatrisation ou drainage dirigé
Conjonctivites virales	Contact	Jusqu'à guérison clinique
Diarrhée à Clostridium difficile, norovirus, rotavirus, adénovirus	Entérique renforcé	contrôle toxine négative / 48h après guérison clinique
... diarrhées bactériennes, virales (autres)	Contact	Jusqu'à guérison clinique
Diphtérie Cutanée	Contact	
Fièvre typhoïde et paratyphoïde	Contact si enfant	Jusqu'à guérison clinique
Gale	Contact*	Après 24 h traitement
Herpès Simplex Virus généralisé et néonatal	Contact	Jusqu'à guérison clinique
Herpangine et autres pathologies à Entérovirus	Contact	Jusqu'à guérison clinique
Pathologies à Echovirus	Contact si enfant	Jusqu'à guérison clinique
Infections à BMR et BHRe	Contact	Jusqu'à contrôle négatif
Staphylococcies forme majeure	Contact	Jusqu'à guérison clinique
Zona chez le patient immunodéprimé	Contact	A la chute des croutes

De type contact renforcé = entérique

Il faut retirer gants et surblouse et les jeter, puis réaliser un lavage des mains au savon doux suivi d'une désinfection des mains par friction hydroalcoolique (si point d'eau en chambre réservé aux soignants) sinon :
Faire une désinfection des mains par friction hydroalcoolique, puis réaliser un lavage au savon doux

Isolements

hors de la chambre, suivi d'une désinfection des mains par friction hydro alcoolique

Situations nécessitant en plus des mesures type Gouttelettes

Pour d'autres pathologies / agents infectieux les mesures complémentaires s'ajoutent.

En plus des précautions contact il faut rajouter des précautions gouttelettes (= masque chirurgical).

Infection ou agents pathogène	Précautions	Levée des précautions
Angines à Streptococcus A	Contact + Gouttelettes	Après 24 h traitement antibiotique efficace
Bronchiolite (VRS)	**Contact + Gouttelettes**	**Jusqu'à J7 après le début des symptômes**
SARS-CoV 2	Contact + Gouttelettes	Après 2 PCR négatives à 24H d'intervalle
autres CoV. Saisonniers ...	**Contact + Gouttelettes**	**J7 après le début des symptomes**
Infections Respiratoires et Kérato-conjonctivite à Adénovirus	Contact + Gouttelettes	Jusqu'à guérison clinique
Grippe Saisonnière	**Contact + Gouttelettes**	**5-7ème j inclus**
Métapneumovirus	Contact + Gouttelettes	Jusqu'à J7 après début des symptômes
Rhinovirus	**Contact + Gouttelettes**	**Jusqu'à J7 après début des symptômes**
Rubéole	Contact + Gouttelettes	2 semaines après le début de l'éruption
Scarlatine	**Contact + Gouttelettes**	**Après 24 h traitement antibiotique efficace**
Virus parainfluenzae	Contact + Gouttelettes	Jusqu'à J7 après début des symptômes

De type respiratoire

Les isolements contre les germes qui se propagent par voie **respiratoire** sont classé en :

* **gouttelettes** = **particules** > 5 µm (voir 10 µm, il n'y a pas vraiment de consensus), les masque de type chirurgical (type IIR) suffisent et
* **air**, transmission par aérosols (particules < 5 µm) nécessitent des **masques FFP2**.

Gouttelettes

Infection ou agents pathogène	Précautions	Levée des précautions
Coqueluche	Gouttelettes	Après 3-5 j traitement antibiotique efficace
Diphtérie Pharyngée	**Gouttelettes**	**2 cultures négatives à 24 h d'intervalle à la fin du traitement antibiotique**
Haemophilus influenzae Epiglottite/Méningite	Gouttelettes	Après 24 h traitement antibiotique efficace
Diphtérie Pharyngée	**Gouttelettes**	**2 cultures négatives à 24 h d'intervalle à la fin du traitement antibiotique**
Haemophilus influenzae Epiglottite/Méningite	Gouttelettes	Après 24 h traitement antibiotique efficace
Neisseria meningitidis, Méningite, infections invasives	**Gouttelettes**	**24 h après le traitement antibiotique actif sur le portage nasopharyngé**
Oreillons	Gouttelettes	Au 9ème jour après le début de la parotidite
Parvovirus B19 (mégalérythème épidémique)	**Gouttelettes**	**Jusqu'à guérison clinique**
Pneumocystis jirovecii (si immunodéprimés)	Gouttelettes	Toute la durée de l'hospitalisation

Isolements

Air

Les précautions AIR sont souvent associées aux précautions contact, comme dans le tableau ci-dessous.

Infection ou agents pathogène	Précautions	Levée des précautions
MERS-Cov, SARS-Cov 1	Contact + AIR	Non défini
Grippe Pandémique	Contact + AIR	Non défini
Rougeole	Contact + AIR	5 j après le début de l'éruption
Tuberculose Extra-pulmonaire avec lésions drainées ou bloc opératoire	Contact + AIR	Après fin drainage ou bloc
Varicelle	Contact + AIR	A la chute des croutes

On peut retrouver parfois dans la littérature un isolement AIR uniquement comme dans la tuberculose pulmonaire ou la lèpre mais ce ne sont pas les situations les plus fréquentes.

Il existe différentes formes : coquille à plis souple, coquille « dure », « bec de canard » et différents niveaux de protection.

Pour une protection type AIR on choisira au minimum du FFP2.

L'efficacité de la protection repose aussi sur un contact étroit entre le bord du masque et le visage *(intérêt du fit test)*.

Des mesures sont effectuées pour classer les masques selon leur efficacité

Classe	Fuite maximale	Pénétration aérosols	Efficacité
FFP1	22%	20%	78%
FFP2	8%	6%	92%
FFP3	2%	1%	98%

Sources

SF2H - Surveiller et prévenir les infections associées aux soins (septembre 2010)
SF2H - prévention de la transmission croisée • précautions complémentaires contact (mai 2009)
SF2H - Prévention de la transmission croisée par voie respiratoire : air ou gouttelettes (mars 2013)
SF2H - Précautions standard (juin 2017)
Guideline for isolation precautions: preventing transmission of infectious Agents in Healthcare settings 2007. CDC, Juin 2007.
Site http://oncologik.fr/referentiels/dsrc/prevention-des-infections-associees-aux-soins
Isolements : Mise en place de précautions générales et complémentaires d'hygiène – CLIN APHM décembre 2022

Table des matières

Constantes 7
    Fréquence cardiaque (FC) 7
    Pouls 7
    Tension ou Pression artérielle (PA) 7
    Température (t) 7
    Fréquence respiratoire (FR) 8
    SpO2 8
    Diurèse 9
Les équipements 9
Respiration 10
    Comment déceler ou surveiller des problèmes respiratoires ? 10
    Assistance 12
Administration d'oxygène 13
    Indications 13
    Contre-indications 13
    Effets indésirables 13
    Surveillance 13
    Arrêt 14
    Hiérarchie des moyens utilisés pour apporter de l'oxygène 14
    Dispositifs utilisés pour l'administration d'oxygène 14
Élimination du CO2 16
    Interfaces utilisées pour la VNI 17
Ventilation mécanique 19
    Quelques rappels 19
        La respiration physiologique 19
        Ventilation artificielle 19
        Buts de la ventilation mécanique 19

- Comment régler un respirateur 19
  - On doit d'abord choisir un mode ventilatoire 19
  - Régler les paramètres communs à tous les modes (FiO2, PEP) 20
  - Régler les alarmes 20
  - Observer la tolérance et l'adaptation 20
  - Surveillance / monitorage 20
- Modes ventilatoires les plus courants.. 21

Drainage thoracique 22
- Préparation du patient.. 22
- Préparation du champ opératoire... 22
- Matériel.. 22
- Branchements 23
- Bocal ± aspiration 23
- Valve + collecteur... 24
- Surveillance 24
- Retrait 24
- Cas de la pneumonectomie 25

Trachéotomie.. 25
- Définition 25
- Équipements 25
- Différents types... 26
- Remarques 26
- Système de fixation 27
  - Lac 27
  - Scratch type Velcro® 27
- Accessoires... 27
  - Valve de phonation 27
  - Nez artificiel 28
  - Situations ou le changement de canule est risqué................................ 28

- Fonction circulatoire ... 28
  - Comment déceler ou surveiller un problème circulatoire ? ... 28
  - Moyens d'assistance ... 29
- Abord vasculaire ... 31
  - Abords vasculaires périphériques ... 31
  - Débits de perfusion ... 31
  - Diamètre des kt et débits ... 32
  - Quelques valeurs à connaître pour préparer les médicaments ... 32
  - Régulateurs de débit ... 32
  - Branchement des voies ... 33
  - Dispositifs de perfusion ... 33
    - Pousse seringue électrique ... 33
    - Pompe volumétrique ... 34
    - Accélérateur de perfusion ... 34
- Solutés de perfusion ... 34
  - Introduction ... 34
    - La perfusion ... 34
    - Et ses indications ... 35
  - Cristalloïdes ... 35
    - SSI 0.9 % (sérum « physiologique ») : ... 35
    - SGI 5% : ... 35
    - GLUCIDION® G5% / BIONOLYTE® G5% ... 35
    - Ringer Lactate (RL) ... 35
    - ISOFUNDINE® ... 35
  - Colloïdes ... 36
  - Comparatifs solutés de perfusion ... 36
- Abords veineux centraux ... 36
  - Types ... 37
    - VVC ... 37

- PICC LINE / MID LINE* 39
- PAC 40
- Protocole de désobstruction pour PAC / PICC LINE / VVC 41
- Comment choisir 41
- Voie intra osseuse (IO) 42
  - Points clé 42
  - Sites d'injection validés : 42
  - Contre-indications 42
  - Dispositifs de mise en place 43
  - Taille et diamètre d'aiguille adaptée 43
- Voie sous-cutanée 43
  - Généralités / Avantages 43
  - Perfusion sous-cutanée 43
  - Avantages de la voie sous-cutané 44
  - Sites 44
  - Préparation et technique de l'injection sous cutanée pour HBPM 44
  - Technique d'injection sous-cutané avec stylo 44
  - Solutés / médicaments 45
    - Solutés de perfusion 45
    - Médicaments 45
- Sondes et stomies 47
  - Terminologie 47
  - Équipements pour l'alimentation entérale 47
    - Sonde gastrique 47
    - Types de sondes 48
    - Gastrostomie / jéjunostomie 49
  - Connecteurs ENFit® 49
  - Alimentation entérale 49
  - Comment ajouter une hydratation sur une alimentation entérale 50

- Équipements pour l'élimination 50
  - Fécale 50
  - Urinaire 51
- Monitorage 52
  - Paramètres monitorables 53
    - Fréquence cardiaque (FC) 53
    - Tracé ECG 53
    - Pression artérielle 54
    - SpO2 55
    - Température 55
    - Capnographie 55
    - BIS 56
- Enregistrement de l'ECG 57
  - ECG standard (12 dérivations) 57
  - ECG 18 dérivations 59
- Examens biologiques 60
- Lexique 62
- Matériels en images 68
- Scores 73
  - Neurologiques 73
    - Glasgow 73
    - SAS 73
    - RASS 74
    - Ramsay 74
    - Rudkin 75
  - Confusion / cognition 75
    - Évaluation de la confusion chez la personne âgée (CAM-10) ... 75
    - Version courte CAM 4 75
    - MMS 75

Sevrage alcoolique (Score de CUSHMAN) 76
Évaluation de la douleur 76
    Par excès de nociception 76
    Neuropathique / neurogène +++ 77
    Et en cas de troubles de la communication 78
Respiration 82
    Score CRB 65 82
    Score de NEWS2 82
    Score ROX 83
Escarres 83
    Classification des stades de l'escarre 83
    Matelas anti escarre 84
    L'échelle de NORTON 84
    L'échelle de WATERLOW 85
    L'échelle de BRADEN 85
Isolements 86
    Précautions standards 86
    Equipements de protection individuels (EPI) 87
    Quelles précautions complémentaires appliquer avant isolement de l'agent pathogène : 87
    Précautions complémentaires 88

www.ingramcontent.com/pod-product-compliance
Lightning Source LLC
Chambersburg PA
CBHW071837210526
45479CB00001B/172